Inteligencia emocional

Inteligencia emocional

Marian Glover

esenciales
ROBIN
BOOK

© 2017, Marian Glover

© 2017, Redbook Ediciones, s. l., Barcelona

Diseño de cubierta e interior: Regina Richling

ISBN: 978-84-9917-486-0

Depósito legal: B-19.290-2017

Impreso por Sagrafic, Plaza Urquinaona 14, 7º-3ª

08010 Barcelona

Impreso en España - *Printed in Spain*

«En un sentido muy real, todos nosotros tenemos dos mentes, una mente que piensa y otra mente que siente, y estas dos formas fundamentales de conocimiento interactúan para construir nuestra vida mental.»

Daniel Goleman

Índice

Introducción

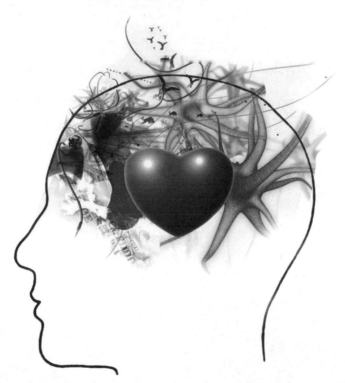

En la década de los noventa se comenzó a observar que existían un grupo de habilidades y características sociales y emocionales que podían explicar por qué no siempre el éxito que una persona puede alcanzar en su vida se corresponde con un coeficiente intelectual elevado. Esta nueva mirada, junto al desarrollo de las neurociencias y las nuevas tecnologías dieron lugar al auge del estudio de las emociones y sus relaciones con el pensamiento.

El éxito académico y profesional de las personas ha sido atribuido al coeficiente intelectual desde tiempos inmemoriales. Muchos autores han encontrado que el éxito de una persona no se aplica solamente por su capacidad intelectual o de recopilación de información, sino 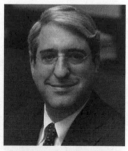 también por la manera en que las personas se conocen a sí mismas, cómo manejan sus emociones, su capacidad para automotivarse, plantear metas y persistir en las mismas, cómo reconocer e identificar las emociones de otras personas y en qué nivel de efectividad se manejan las relaciones interpersonales.

En este contexto surgió el concepto de inteligencia emocional que, si bien 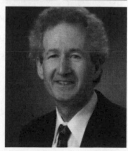 popularizó Daniel Goleman, los primeros en trabajar el concepto desde una perspectiva científica fueron Mayer y Salovey.

Estos autores postularon un modelo de inteligencia emocional que la consideraba como un conjunto de habilidades cognitivas para el uso adaptativo de las emociones. Así, se definió la inteligencia emocional como la habilidad para percibir y valorar con exactitud la emoción o para regular las emociones que promueven el crecimiento emocional e intelectual.

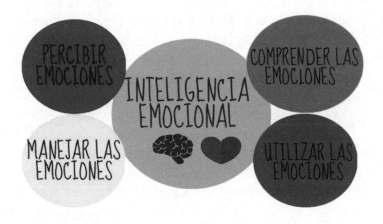

La percepción emocional se entiende así como la habilidad para identificar y reconocer tanto las propias emociones como las de los demás, focalizando la atención y decodificando con precisión las señales, estados, sensaciones fisiológicas y cognitivas que estas conllevan y la experimentación de las emociones en los otros.

En la infancia, entre los 3 y los 5 años, los niños ya han aprendido a identificar los estados emocionales propios y los de los demás, y a diferenciar entre estados, siendo capaces de distinguir y responder a diferentes expresiones emocionales y faciales, y sensaciones y manifestaciones corporales. A partir de la niñez temprana e intermedia, los niños adquieren y utilizan las reglas sociales para la expresión apropiada de la emoción, aprendiendo a exhibir sus emociones o a ocultarlas según lo que sea socialmente aceptable.

Este libro repasa el proceso del control del pensamiento y las emociones y aporta herramientas para transformar estos de negativos a positivos, con el fin de mejorar nuestro bienestar y conseguir los objetivos deseados.

1. Qué es la inteligencia emocional

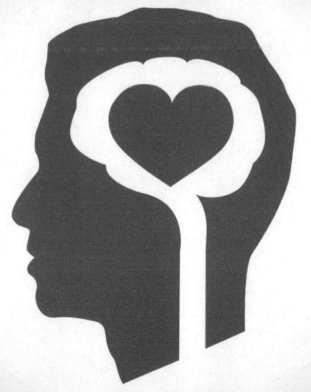

La inteligencia emocional está constituida por un conjunto de habilidades psicológicas que permiten apreciar y expresar nuestras propias emociones, entender las de nuestros semejantes y utilizar esta información para que nos ayude a comportarnos de manera correcta y alineada con nuestros objetivos.

Un factor crítico

Las personas con un alto coeficiente de inteligencia emocional suelen destacarse del resto en cualquier tipo de organización, en una empresa, en una comunidad, en una familia, etc.

Se trata de un concepto propio de cada persona que afecta a su comportamiento, a sus relaciones sociales, a cualquier toma de decisión que afecte al individuo y su entorno. No es fácil medir la inteligencia emocional de una persona –para ello están los test indicativos- pero sí que se puede analizar el comportamiento emocional de un individuo con el fin de mejorarlo.

- Cuando la persona no expresa sus sentimientos, estos se acumulan hasta generar sensaciones como el estrés o la ansiedad. Se trata de emociones ignoradas que dañan el cuerpo y la mente. La inteligencia emocional ayuda a manejar el estrés y a identificar las situaciones que pueden dañar física o emocionalmente a una persona y llevarla hacia la enfermedad. Quienes no usan la inteligencia emocional, ¿cómo resuelven estas situaciones? Muy fácil, se apoyan en otros métodos menos saludables para manejar la tensión.

- En el trabajo, las personas con una baja inteligencia emocional suelen ser poco asertivos. Por el contrario, quienes poseen esta característica suelen hacer gala de buenos modales, de empatía y de cordialidad. Es una combinación ideal de conceptos que pueden servir para manejar los conflictos. Mientras que ciertas personas tienden a enojarse con facilidad, otras personas, con mayor inteligencia emocional, suelen mantenerse calmadas y equilibradas en todo momento, lo que les permite neutralizar a las personas difíciles o tóxicas.

- Todas las personas expresan emociones de una manera u otra, pero sólo unas pocas son capaces de identificarlas con claridad mientras ocurren. Esto es importante, porque quienes no son capaces de detectar las emociones evidentes suelen causar malos entendidos, equívocos, situaciones problemáticas. En cambio, quienes tienen una inteligencia emocional alta, suelen dominar sus emociones porque las identifican fácilmente. Cuanto más sepan definir un estado de ánimo, más fácil tendrán la posibilidad de expresar qué sienten, qué emociones les atenazan.

- Quienes carecen de inteligencia emocional suelen formarse opiniones vagas de las cosas o bien se alinean con las opiniones de la mayoría. Es decir, les cuesta crearse su propia idea. Las personas inteligentes dejan que sus pensamientos se desarrollen y luego comunican sus ideas de la manera más efectiva posible, considerando el debate con la audiencia.

- Las emociones negativas son una respuesta al estrés. Y esta enfermedad puede significar una presión alta y también un corazón enfermo. Las personas con inteligencia emocional alta saben que deben evitar estas situaciones, de cara a sentirse mejor y tener una mayor salud.

- Los errores que quedan atrás no se olvidan. Al menos eso tratan de hacer las personas inteligentes, quienes recuerdan las enseñanzas pasadas, sean de la naturaleza que sean. Es la clave de los éxitos futuros. Pero ¡atención! porque recordar demasiado los errores pasados puede provocar ansiedad y miedo a intentar cosas nuevas. Y por el contrario, olvidarlos puede hacer que caigamos de nuevo en ellos.

- Cuando no hay inteligencia emocional es difícil entender cómo nos ven los demás.

- Las personas emocionalmente inteligentes conocen qué situaciones les ponen en el disparadero, les hacen saltar de sus casillas. Y por tanto son capaces de controlarlas, de ponerlas en cintura, de dominarlas. Saben manejar sus emociones de la mejor manera posible, y saben ocultar sus emociones con una falsa actitud positiva. Saben también que nadie puede hacerles sentir aquello que no quieren sentir y por tanto no se molestan por cualquier cosa, son personas seguras de sí mismas y tienen la mente abierta.

Marian Glover

¿Es usted una persona empática?

La empatía es una capacidad del ser humano que nos permite conectarnos con el entorno y con las demás personas, ponernos en su lugar y sentir exactamente lo que ellas sienten sabiendo que todo eso no es otra cosa que energía y que debemos hacerla circular para que no se estanque y genere padecimientos y enfermedades. A través de la empatía podemos aprender infinidad de cosas de las demás personas en cuestión de segundos. Además, la empatía es una forma de denominar a una red de información que nos une a todos los seres vivos, que nos conecta sin saber que estamos conectados y que nos proporciona información acerca de cosas que suceden en el planeta y en la naturaleza.

La empatía puede tener lugar en tres niveles diferentes. A saber:

1. Afectivo: Es sentir la alegría o la tristeza de alguien más, imaginando cómo me sentiría yo en la misma situación.
2. Cognitivo: Es comprender lo que comprende el otro. Aquí uno acepta el punto de vista de alguien (aunque no lo comparta) y se introduce en el mundo de sus ideas y pensamientos.
3. Corporal: Es adoptar las posturas físicas y los gestos del otro. La gente por lo general nos evalúa y hace un diagnóstico para saber si puede abrirse y contarnos lo que le sucede de manera segura.

Una persona puede desarrollar empatía de varias maneras:

- Usando palabras amables.
- Mirando a los ojos al hablar.
- Marcando los puntos fuertes de los demás.

- Escuchando con atención, sin distraernos en hacer algo al mismo tiempo.
- Brindando todo el tiempo del mundo al otro, cuando lo necesite.
- Interesarnos en los demás como personas.
- Validando a la gente.

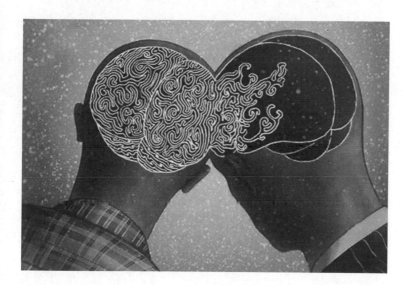

Nadie se conoce mejor que uno mismo

Los procesos cognitivos son aquellos procedimientos que utilizamos para incorporar nuevos conocimientos y tomar decisiones al respecto. En estos procesos intervienen funciones cognitivas como la percepción, la atención, la memoria o el razonamiento. Estas funciones cognitivas trabajan de manera conjunta para integrar el conocimiento y crear una interpretación del mundo que nos rodea.

Este tipo de conciencia requiere la activación del neocórtex, especialmente en las áreas del lenguaje destinadas a identificar las emociones. La conciencia de uno mismo no se ve afectada por las emociones, sino que constituye una actividad neutra que mantiene la atención sobre uno mismo.

La observación de uno mismo permite la toma de conciencia equilibrada de los sentimientos apasionados o turbulentos. Esta toma de conciencia de los sentimientos no guarda ninguna relación con el hecho de tratar de liberarnos de los impulsos emociones. La comprensión de la conciencia de uno mismo tiene un poderoso efecto sobre los sentimientos negativos y nos brinda la oportunidad de liberarnos de ellos.

- La percepción cognitiva nos permite comprender y organizar el mundo a través de los estímulos que recibimos mediante los sentidos. La información llega a través de los sentidos (la vista, el oído, el gusto, el olfato, el tacto) pero también de otros no tan conocidos como la propiocepción –el sentido que informa sobre la posición corporal– o la interocepción –la percepción sobre cómo están los órganos de nuestro cuerpo–. Una vez recibida toda esta información, el cerebro la integra creando un nuevo conocimiento.

- La atención es un proceso cognitivo que permite concentrarnos en un estímulo concreto para luego procesarlo de manera más profunda en la conciencia. La atención resulta de gran utilidad en el desarrollo de la vida diaria, ya que se emplea en la mayoría de tareas que se realizan. La atención es el mecanismo que controla y regula el resto de procesos cognitivos, desde la percepción hasta el aprendizaje o el razonamiento complejo.

- La memoria permite codificar, almacenar y recuperar la información del pasado. Es la base del aprendizaje y la que nos permite crear un sentido de identidad. Existe la memoria a corto plazo, que es la capacidad de mantener temporalmente la información en la mente, y la memoria a largo plazo, que son aquellos recuerdos o conocimientos que pueden almacenarse durante más tiempo. Este tipo de recuerdos pueden haber sido adquiridos gracias al lenguaje y la educación o bien pueden proceder de experiencias y vivencias personales.

- El pensamiento es fundamental en todo proceso cognitivo, ya que permite integrar toda la información recibida y establecer los datos que la componen. Y lo hace a través del razonamiento, la síntesis y la resolución de problemas.

- El lenguaje es la capacidad para expresar los sentimientos, los pensamientos y las emociones a través de la palabra. Sirve para comunicarnos y organizar y transmitir toda la información. Lenguaje y pensamiento funcionan de manera paralela, y el uno influye en el otro.

- El aprendizaje sirve para llevar información a nuestro conocimiento previo de las cosas. Dentro del aprendizaje se hallan los hábitos y la socialización de conductas. Mediante el aprendizaje, la información entra en el sistema cognitivo para cambiarlo todo.

Según la teoría cognitiva de Jean Piaget existen diversas etapas en el momento del aprendizaje:

- Etapa sensorio-motriz: comienza con el nacimiento y concluye a los dos años. La conducta del niño es esencialmente motora, no hay representación interna de los acontecimientos externos, ni piensa mediante conceptos.

  ❖ Estadio de los mecanismos reflejos congénitos: 0 -1 mes.
  ❖ Estadio de las reacciones circulares primarias: 1-4 meses.
  ❖ Estadios de las reacciones circulares secundarias: 4-8meses.
  ❖ Estadio de la coordinación de los esquemas de conducta previos: 8-12 meses.
  ❖ Estadio de los nuevos descubrimientos por experimentación: 12-18 meses.
  ❖ Estadio de las nuevas representaciones mentales: 12-24meses.

- Etapa preoperacional: de los 2 años hasta los 6 años. Es la etapa del pensamiento y la del lenguaje que gradúa su capacidad de pensar simbólicamente, imita objetos de conducta, juegos simbólicos, dibujos, imágenes mentales y el desarrollo del lenguaje hablado.
- Estadio preconceptual: 2-4 años
- Estadio intuitivo: 4-7 años
- Etapa de operaciones concretas: de los 7 años a los 11 años. Los procesos de razonamiento se vuelven lógicos y pueden aplicarse a problemas concretos o reales. En el aspecto social, el niño ahora se convierte en un ser verdaderamente social y en esta etapa aparecen los esquemas lógicos de seriación, ordenamiento mental de conjuntos y clasificación de los conceptos de casualidad, espacio, tiempo y velocidad.

- Etapa de operaciones formales: 12 años en adelante. En esta etapa el adolescente logra la abstracción sobre conocimientos concretos observados que le permiten emplear el razonamiento lógico inductivo y deductivo. Desarrolla sentimientos idealistas y se logra formación continua de la personalidad, hay un mayor desarrollo de los conceptos morales.

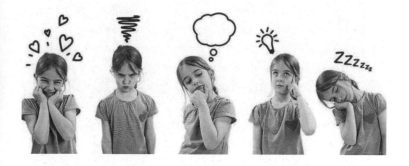

El papel relevante de las emociones

Las emociones y el corazón –para la mayoría de psicólogos– nos permiten afrontar las situaciones difíciles por las que atravesamos la senda de la vida. El riesgo, las pérdidas irreparables, las frustraciones, las relaciones de pareja, crean unas emociones que nos predisponen a tomar decisiones trascendentes en cada momento. De ahí que la experiencia emocional tenga tanta importancia si se ha sabido integrar cada acto de nuestra vida en el sistema nervioso.

El poder de las emociones es incalculable. La historia nos ha enseñado que nuestras decisiones y nuestras acciones dependen de nuestros sentimientos y de nuestros pensamientos. Tradicionalmente se han sobrevalorado los actos puramente racionales, esto es, aquellos que vienen medidos por el coeficiente de inteligencia, y cuando suceden acciones que se ven inundadas por las emociones, la inteligencia se ve desbordada.

Es indudable que la razón se ve desbordada en numerosas ocasiones por la pasión, algo que sin duda se asienta en nuestra estructura mental. Los circuitos emocionales básicos que rigen nuestros impulsos son fruto de cientos y miles de años de evolución. Las fuerzas evolutivas han ido modelando la personalidad humana durante decenios, pero ha sido en estos últimos años que se ha descubierto la repercusión que las pautas emocionales han tenido en nuestra vida.

Tratar las emociones

Según la versión de Peter Salovey y John Mayer, la inteligencia emocional consiste en la habilidad para manejar los sentimientos y emociones, discriminar entre ellos y utilizar estos conocimientos para dirigir los propios pensamientos y acciones. En opinión de Mayer, existen varios estilos diferentes de personas en cuanto a la forma de atender o tratar con sus emociones:

- La persona consciente de sí misma. Como es comprensible, la persona que es consciente de sus estados de ánimo mientras los está experimentando goza de una vida emocional más desarrollada. Son personas cuya claridad emocional impregna todas las facetas de su personalidad; personas autónomas y seguras de sus propias fronteras; personas psicológicamente sanas que tienden a tener una visión positiva de la vida; personas que, cuando caen en un estado de ánimo negativo, no le dan vueltas obsesivamente y, en consecuencia, no tardan en salir de él. Su atención, en suma, les ayuda a controlar sus emociones.

- Las personas atrapadas en sus emociones. Son personas que suelen sentirse desbordadas por sus emociones y que son incapaces de escapar de ellas, como si fueran esclavos de sus estados de ánimo. Son personas muy volubles y no muy conscientes de sus sentimientos, y esa misma falta de perspectiva les hace sentirse abrumados y perdidos en las emociones y, en consecuencia, sienten que no pueden controlar su vida emocional y no tratan de escapar de los estados de ánimo negativos.

- Las personas que aceptan resignadamente sus emociones. Son personas que, si bien suelen percibir con claridad lo que están sintiendo, también tienden a aceptar pasivamente sus estados de ánimo y, por ello mismo, no suelen tratar de cambiarlos. Parece haber dos tipos de aceptadores, los que suelen estar de buen humor y se hallan poco motivados para cambiar su estado de ánimo y los que, a pesar de su claridad, son proclives a los estados de ánimo negativos y los aceptan con una actitud de laissez-faire que les lleva a no tratar de cambiarlos a pesar de la molestia que suponen (una pauta que suele encontrarse entre aquellas personas deprimidas que están resignadas con la situación en que se encuentran).

La importancia del éxito escolar

Para la mayoría de padres, no está claro que a los niños les sirva de mucho examinar previamente con ellos el tema de la escuela antes de su incorporación a la misma. El éxito en la escuela y en la vida, no lo determina el coeficiente intelectual, sino el coeficiente emocional.

Los niños pueden relacionarse en la escuela de una manera social y emocional:

- Los niños deben estar motivados y seguros de sí mismos.
- Deben saber qué comportamiento se espera de ellos en la escuela y hasta dónde pueden actuar cediendo a sus impulsos.
- Deben esperar antes de pedir ayuda y poder seguir unas indicaciones.
- Deben mostrar sus propias necesidades y a la vez poder armonizarlas con las de otros niños.

Los test emocionales y de integración social han de servir para poder predecir el éxito escolar. Para algunos investigadores, el clima emocional con el que el niño convive en la familia puede ser más revelador incluso que el propio coeficiente intelectual de cada niño. Los niños de familias que discuten poco son más apreciados y queridos por los compañeros de escuela, son niños más aceptados y respetados por sus maestros, tienen menos problemas de comportamiento y suelen aprender con mayor facilidad.

De todo ello se deduce que el sistema educativo actual no valora tanto el componente emocional como sí el intelectual, cuando parece evidente que el primero debería primar sobre el segundo en la formación de los profesionales del futuro.

- El tipo de inteligencia que se fomenta en la escuela y en las instituciones educativas no asegura el éxito profesional.
- El coeficiente emocional y no el de inteligencia es la garantía para una vida llena de éxitos.
- Los test de inteligencia emocional y no los de inteligencia muestran si los niños podrán llegar algún día lejos en la vida.
- Incluso para el éxito escolar la inteligencia emocional es más importante que el coeficiente de inteligencia.

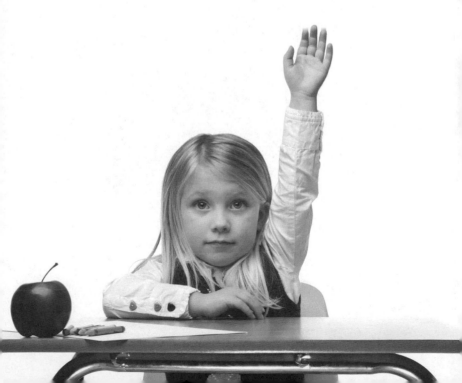

Marian Glover

El mapa cerebral de las emociones

Este sistema emocional de reacción instantánea, que parece imponerse a nuestra voluntad consciente, anida en las capas más profundas del cerebro. Su base de operaciones se halla en el sistema límbico, compuesto por la amígdala y el hipocampo. Es el lugar donde surgen las emociones como el placer, el disgusto, la ira, el miedo, y donde se guardan los recuerdos emocionales asociados a ellos.

Este núcleo primitivo está rodeado por el neocórtex, el lugar donde radica el pensamiento, el responsable de la razón, la reflexión, la capacidad de prever y también de imaginar. Es el lugar donde se procesan las informaciones que llegan desde los sentidos y donde se producen las percepciones conscientes.

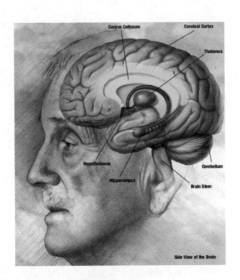

El neocórtex es capaz de prever las reacciones emocionales, puede controlarlas y reflexionar sobre ellas. Cuando los recorridos neuronales se encienden se produce lo que se conoce como el «estallido emocional», es decir, actuar sin pensar. Sucede en ocasiones que las emociones pueden llegar a perturbarnos, impidiéndonos pensar correctamente y saboteando el funcionamiento del neocórtex.

Puede darse el caso de personas que carezcan, por una razón médica, de la conexión entre la amígdala y el neocórtex. Suelen mostrar una inteligencia en apariencia normal, sin embargo, su vida suele ser un cúmulo de elecciones desafortunadas que lo lleven de un fracaso a otro. Son personas que carecen de la guía del aprendizaje emocional, componente indispensable que sirve para evaluar las circunstancias y tomar las decisiones apropiadas.

Las emociones son estados complejos del organismo, respuestas globales en las que intervienen distintos componentes.

- Fisiológicos: Se trata de procesos involuntarios como el tono muscular, la respiración, secreciones hormonales, presión sanguínea, etc., que involucran cambios en la actividad del sistema nervioso central y autónomo, así como cambios neuroendocrinos y neuromoduladores.
- Cognitivos: Procesamiento de información tanto a nivel consciente como inconsciente que influye explícita e implícitamente en nuestra cognición y en nuestra vivencia subjetiva de los acontecimientos.
- Conductuales: Expresiones faciales, movimientos corporales, tono de voz, volumen, ritmo, etc., que determinan conductas distintivas de especial utilidad comunicativa.

Para Daniel Goleman, las emociones son en esencia impulsos para actuar, son planes instantáneos para enfrentarnos a la vida que la evolución nos ha inculcado. Así, cada emoción prepara al cuerpo para una clase distinta de respuesta:

- **Ira:** la sangre fluye a las manos y así resulta más fácil tomar un arma o golpear un enemigo, el ritmo cardíaco se eleva, lo mismo que el nivel de adrenalina, lo que garantiza que se podrá cumplir cualquier acción vigorosa.

- **Miedo**: la sangre va a los músculos esqueléticos, en especial a los de las piernas, para facilitar la huida. El organismo se pone en un estado de alerta general y la atención se fija en la amenaza cercana.

- **Felicidad:** aumenta la actividad de los centros cerebrales que inhiben los sentimientos negativos y pensamientos inquietantes. El organismo está mejor preparado para encarar cualquier tarea, con buena disposición y estado de descanso general.

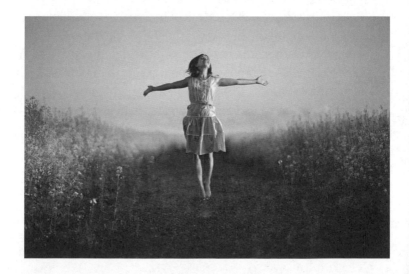

- **Amor:** se trata del opuesto fisiológico al estado de «lucha o huye» que comparten la ira y el miedo. Las reacciones parasimpáticas generan un estado de calma y satisfacción que facilita la cooperación.
- **Sorpresa**: el levantar las cejas permite un mayor alcance visual y mayor iluminación en la retina, lo que ofrece más información ante un suceso inesperado.
- **Disgusto:** la expresión facial de disgusto es igual en todo el mundo (el labio superior torcido y la nariz fruncida) y se trataría de un intento primordial por bloquear las fosas nasales para evitar un olor nocivo o escupir un alimento perjudicial.
- **Tristeza:** el descenso de energía tiene como objeto contribuir a adaptarse a una pérdida significativa (resignación).

Las emociones más profundas, las que constituyen la base de la experiencia afectiva, pueden considerarse inherentes al ser humano. El movimiento de la vida afectiva tiene dos direcciones: la primera hacia la unión y la dependencia afectiva, y la segunda hacia la separación e independencia afectiva.

Cuando una persona vive sucesivas frustraciones en su movimiento hacia la unión afectiva, su reacción puede ser la de resentirse y adoptar la actitud de una cierta indiferencia como mecanismo defensivo. Una defensa creada para evitar sentir el dolor generado por una cierta frustración en su necesidad de dependencia afectiva. Lo que implica una inhibición o negación de su sensibilidad afectiva, que puede traer como consecuencia dificultades para actuar de forma empática o para generar vínculos profundos por el temor al rechazo, creando inseguridad en sí mismo dada por su incapacidad de atraer y retener al otro.

Expresar las emociones

Una de las habilidades sociales fundamentales que forma parte de la inteligencia emocional de la persona es la capacidad de expresar los propios sentimientos. Tres son sus componentes principales. El conocimiento de estas estrategias y del momento en que pueden manifestarse constituyen un factor esencial de la inteligencia emocional:

- Minimizar las emociones.
- Exagerar lo que uno siente magnificando la expresión emocional.
- Sustituir un sentimiento por otro.

Autocontrol

Es la competencia emocional que nos permite gestionar las emociones y sentimientos y decidir cómo expresarlos. En general, puede decirse que no es necesario manifestar todas las emociones pero tampoco se deben esconder o negar ante los demás.

Una persona emocionalmente inteligente suele expresar los sentimientos importantes y al tiempo sabe manejar de una manera positiva aquellas otras emociones que no pueden o deben expresarse.

Las personas dotadas de esta competencia:

- Gobiernan adecuadamente sus sentimientos impulsivos y las emociones conflictivas.
- Se mantienen equilibrados, positivos e impasibles aun en los momentos más críticos.

- Piensan con claridad y permanecen concentrados a pesar de las presiones.

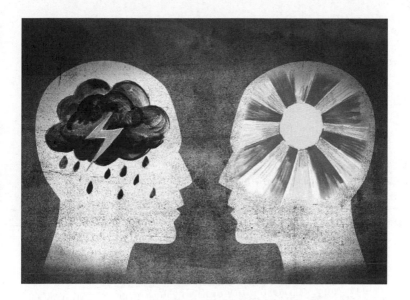

Lo opuesto al autocontrol es la impulsividad y el descontrol emocional, cuestiones que alteran la capacidad de razonar. El autocontrol emocional no significa reprimir las emociones, sino saber controlarlas, regularlas, modificar los estados anímicos para adaptarse a las nuevas situaciones cambiantes y dar coherencia a nuestras acciones en relación a ellas. Existen varias técnicas para tener autocontrol:

- En primer lugar es importante darse cuenta del momento que nos vemos invadidos por una emoción fuerte, tomar conciencia de lo que se está sintiendo, especialmente si se trata de emociones como la ansiedad, la rabia o el miedo intenso.

- Respetar los propios límites: Cuando suceden situaciones muy tensas, ciertas personas pueden sufrir ciertos bloqueos y quedarse paralizadas. Y, cuando el miedo es muy intenso, llegar a una situación de pánico.

Los objetivos del autocontrol emocional son:

- Expresar adecuadamente las emociones: Significa comprender que el estado emocional interno no necesita ser expresado externamente.
- Regular la expresión emocional: Regular la impulsividad, tolerar la frustración y prevenir estados emocionales negativos.
- Habilidad para afrontar retos y situaciones de conflicto: Gestionar la intensidad y la duración de los estados emocionales.
- Capacidad de controlar la ansiedad: Saber cómo tranquilizarse a sí mismo.
- Capacidad para generar emociones positivas: Establecer el propio bienestar emocional para conseguir una mejor calidad de vida.
- Moderar la propia reacción emocional: Un aspecto importante del autocontrol emocional lo constituye la habilidad de moderar la propia reacción emocional a una situación, ya sea esa reacción negativa o positiva (por ejemplo: no sería conveniente expresar excesiva alegría ante otras personas, colegas o amigos, que están pasando en ese momento por situaciones problemáticas o desagradables).

Las emociones básicas

Las investigaciones más recientes sostienen que existen cuatro tipos de emociones básicas: el enfado o la rabia, el miedo, la alegría y la tristeza.

Es difícil dejar atrás sensaciones como el miedo o la ansiedad; en cambio las emociones positivas suelen disminuir con el tiempo.

El miedo es una emoción que se incluye entre el grupo de emociones reflexivas y su función es la de advertirnos sobre la presencia de un peligro que puede afectar a la persona. Nos permite evaluar la capacidad que tenemos para afrontar las situaciones que percibimos como amenazas. Cuando se aprende a conocer el miedo en primer término y más tarde a gestionarlo, se puede llegar a experimentar la prudencia con el objetivo de poseer un mayor control sobre uno mismo y así saber alejarse de pánico, las fobias o cualquier tipo de temor.

La alegría cumple la función de ayudarnos a crear vínculos hacia los demás. Puede manifestare de distintas maneras, siendo las más frecuentes la ternura, la sensualidad y el erotismo. Al gestionarla adecuadamente, se pude alcanzar la serenidad y la plenitud. Pero si no se aprende a manejarla adecuadamente, puede conducir a la persona a la tristeza, la euforia o la frustración.

La tristeza es una de las emociones de carácter más reflexivo. Suele evocar algún hecho del pasado y su función es ayudarnos a ser conscientes de una cosa, situación o persona. Nos permite soltar aquello que no nos pertenece o nos puede perjudicar. Otra de las funciones que acompaña a la tristeza es permitir que otras personas se acerquen más a nosotros, evitando así que podamos ser demasiado vulnerables o dependientes.

El enfado o la rabia es una emoción impulsiva que nos ayuda a alejar aquello que nos molesta o que puede hacernos daño. La rabia es una emoción básica que puede convertirse en un problema cuando llevamos la expresión al extremo.

La expresión emocional según el género

La forma como se transmiten las emociones y sentimientos adquieren expresiones distintas en hombres y mujeres. Las mismas palabras transmiten significados diferentes ya sea cuando hablan los hombres o bien cuando hablan las mujeres. Cada género comunica de manera diferente lo que siente o lo que piensa.

Mientras que lo que pensamos entra en el marco de lo racional –que no deja de ser su garantía social–, las expresiones referidas a los sentimientos y emociones suelen quedar relegadas y subvaloradas. Desde la mirada de la subjetividad, el contenido emocional de lo expresado se minimiza socialmente.

Las representaciones sobre las diferencias en la expresividad emocional entre hombres y mujeres funcionan como una pantalla en la que se inscriben las fantasías sobre la naturaleza y su relación con la sociedad.

De todas maneras, las últimas investigaciones en psicología no dejan claro que la expresión emocional esté ligada al sexo y a la herencia o bien sean el resultado de convenciones históricas o culturales. Los discursos hegemónicos sobre lo masculino o lo femenino y sus atribuciones emocionales suelen influir en la estructuración de la subjetividad, empapando todo tipo de significados sociales y políticos.

La evidencia científica concluye pues, que las diferencias fundamentales entre hombres y mujeres radican en la manera de expresar las emociones. Los hombres serían menos emocionales que las mujeres, lo que no quiere decir que sientan menos ni que sean incapaces de mostrar sus sentimientos. Su nivel emocional es similar, aunque la manera de externizar lo que sienten es lo que al final les diferencia.

Los hombres suelen inhibir la expresión de sus emociones, mientras que las mujeres suelen exteriorizar más sus sentimientos. Existe la tradicional y arcaica idea que los sentimientos de tristeza, empatía, compasión o sufrimiento no son tan propios de los hombres, de ahí que en muchas culturas aún se eduque a los niños a no manifestarlos. Otro ejemplo: el enojo es una expresión que los hombres suelen manifestar hacia fuera, con cierta violencia en ocasiones. En cambio, esta misma expresión en mujeres es interna, más contenida.

Cambiar una emoción por otra

En determinados momentos podemos ser víctimas de nuestras emociones, ya que en la experiencia diaria podemos sentirnos bien o mal, sin ninguna razón aparente. Las emociones, simplemente, ocurren.

Es importante utilizar las emociones como guía y aprender a regularlas, de manera que podamos tener el control sobre ellas y no nos dejemos arrastrar por ellas.

De la misma manera que no todo pensamiento es lógico, no todas las emociones son necesariamente inteligentes. De ahí que sea importante distinguir qué emociones son saludables y nos ayudan a vivir una vida más plena y qué otras pueden resultar perjudiciales para nosotros.

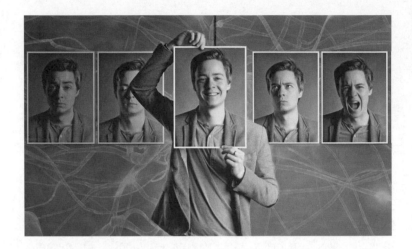

Si queremos conocer nuestras emociones es preciso identificar qué tipo de emoción estamos experimentando. Y distinguir los distintos tipos de experiencias emocionales para tratar cada una de ellas de manera apropiada. Así, es importante distinguir entre:

- Emociones primarias saludables o adaptativas: son nuestras respuestas fundamentales a las situaciones. Nuestros primeros sentimientos, que llegan con rapidez y se van con prontitud. Son reacciones a algo que está ocurriendo ahora, y cuando la situación que las produce se afronta o desaparece, la emoción se desvanece. Estas emociones son muy valiosas para nuestra supervivencia y bienestar.

- Emociones primarias no saludables o desadaptativas: siguen siendo nuestros sentimientos verdaderos o más básicos, pero no son sanos. Se producen cuando nos quedamos atascados en una emoción, pese a que la situación que la causó ya no exista. Son emociones del pasado inmiscuyéndose en el presente, que nos alteran y alteran nuestras relaciones cotidianas. Forman parte de heridas del pasado sin sanar.

- Emociones secundarias: son un tipo de emociones que responden a un sentimiento o pensamiento más primario. Resultan problemáticas porque, a menudo, ocultan lo que estamos sintiendo más en lo profundo. Debemos deshacernos de ellas porque cuando nos negamos a aceptar lo que realmente sentimos, nos sentimos mal con nosotros mismos y no somos capaces de responder adecuadamente a las situaciones que vivimos.

Las emociones primarias saludables se basan en evaluaciones automáticas relacionadas con nuestras necesidades, nuestros deseos y metas y nos proporcionan una guía sana sobre cómo actuar, informándonos de nuestras reacciones a las situaciones. Estas emociones nos dicen si algo es conveniente o no para nosotros, ya que nos preparan para actuar.

La inteligencia emocional que ejerce una persona no debe dejarse guiar de una manera a ciegas por nuestras emociones. Sólo hay que seguir aquellas que son saludables. Es importante explorar las emociones secundarias para entender sus orígenes.

Para Leslie Greenberg el proceso emocional básico tiene ocho pasos:

1. Ser consciente de las emociones. Se trata de prestar atención y sentir en lugares específicos del cuerpo la intensidad y la forma real de las sensaciones percibidas.

2. Dar la bienvenida a la experiencia emocional. Es dar la bienvenida al sentimiento, dejarle llegar y detener-

se en él. Sentir algo representa una oportunidad para recoger información que tiene que ver con lo que es importante para el bienestar personal. Las emociones llegan hasta las personas y se van, no hay que tratar de bloquearlas o impedir su acercamiento.

3. Describir las emociones con palabras. Es importante ponerle nombre a las emociones, es el primer paso para regularlas. Al etiquetar los sentimientos se produce un acto de separación de los mismos.

4. Identificar la experiencia primaria.

5. Evaluar si un sentimiento primario es saludable o no. Las emociones «saludables» representan las respuestas fundamentales o básicas ante las situaciones. Así, el enfado es la respuesta a un agravio, la tristeza ante la pérdida, el miedo frente a la amenaza. Las emociones «no saludables» reflejan un sentimiento de malestar crónico. Surgen cuando el sistema emocional no funciona bien. Se trata de respuestas a otras experiencias pasadas, en vez de ser una respuesta a lo que ocurre en ese mismo momento. Si el sentimiento central o primario es saludable, debe utilizarse como guía para la acción. Si no lo es, hay que trabajarlo para comprenderlo y cambiarlo. Una emoción es desadaptativa cuando es un sentimiento antiguo, recurrente a lo largo del tiempo, las situaciones y las relaciones. Por ejemplo tener la sensación de ser una víctima, sentirse invisible, tener un enfado recurrente, una cierta sensación de soledad que resulta familiar.

6. Identificar los pensamientos destructivos que acompañan a la emoción desadaptativa. Los sentimientos no saludables van acompañados siempre de pensamientos destructivos que pueden ser hostiles con uno mismo o bien con los otros.

7. Encontrar emociones y necesidades adaptativas alternativas. Consiste en identificar los sentimientos saludables. Si el sentimiento primario es saludable, se identifica en seguida. Si no lo es, ese sentimiento primario responderá a experiencias pasadas. Tras una emoción dominante actual habrá siempre una emoción subdominante, una emoción saludable. Hay que identificar las necesidades no satisfechas más básicas, las preocupaciones o metas primarias. Es un proceso sentimental, en el que hay que sentir la emoción que no es saludable y sentir que emerge el sentimiento saludable que la acompaña.

• Transformar la emocion desadaptativa y los pensamientos destructivos. Cuando una persona siente que está al cargo de la situación, empieza a cambiar la imagen que tiene de sí mismo. A menudo es importante la presencia de otras personas, el apoyo social y una relación segura quo noo haga sentir válidus.

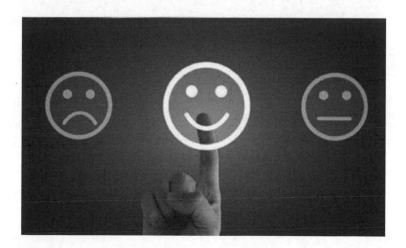

Leslie Greenberg

Leslie Greenberg es terapeuta, investigador y co-creador de la «terapia focalizada en las emociones». Es profesor de la York University, de Toronto, Canadá. Es cofundador de la Terapia Focalizada en las Emociones (EFT) y director de la Clínica de Terapia Focalizada en las Emociones en la Universidad de York. Cofundó la Sociedad de Exploración de Integración en Psicoterapia (SEPI) y la Sociedad para el Constructivismo en Psicoterapia (SCP). Es autor de numerosos libros y ha sido reconocido por sus contribuciones a la psicología por la Asociación Canadiense de Psicología y recibió el premio a la carrera de investigación distinguida por la Sociedad Internacional de Investigación en Psicoterapia.

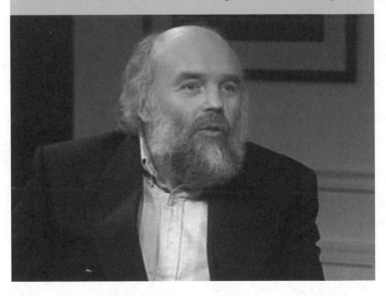

Según Leslie Greenberg, las emociones se basan en el presente, pero están influenciadas por el pasado y ejercen influencia sobre el futuro:

- La emoción es una señal para nosotros mismos.
- La emoción nos prepara para la acción.
- La emoción vigila el estado de nuestras relaciones.
- Las emociones evalúan si las cosas nos van bien.
- Las emociones sirven de señales a los demás.
- La expresión es importante, pero puede que no siempre corrija lo que está mal.
- Decidir cómo actuar frente a la señal es importante.
- El pensamiento pone la emoción en perspectiva y hace que tenga sentido.

Los estados emocionales afectan a la consecución de los objetivos que nos hayamos marcado. De ahí que sea importante que una persona emocionalmente inteligente:

- Se sienta agente activo y directo de su vida. Se sienta capaz.
- Se movilice hacia la consecución de sus metas
- Considere que los acontecimientos que suceden son un reto que le moviliza al afrontamiento.
- Sea capaz de expresar sus emociones y necesidades.
- Sienta con profundidad alegría y pena.
- Sea creadora de posibilidades.

2. Origen del término inteligencia emocional

El término inteligencia emocional se refiere a la capacidad humana de sentir, entender, controlar y modificar estados emocionales en uno mismo y en los demás. Existen dos suposiciones clásicas acerca de la inteligencia: la primera considera que es una capacidad general única, que cualquier persona posee en mayor o menor medida. En cambio, la segunda afirma que ésta puede medirse a través de instrumentos estandarizados.

Algunos autores atribuyen a Charles Darwin el primero en emplear el concepto de inteligencia emocional, señalando la importancia de esta expresión para la supervivencia y la adaptación.

Pero fue en la década de los ochenta del siglo XX cuando Howard Gardner afirmó en su obra *Estructuras de la mente*, que no existía una inteligencia única, sino que el ser humano posee varias inteligencias. Es lo que llamó «Inteligencias múltiples». Y, entre ellas, mencionaba el concepto de inteligencia emocional.

Edward Thorndike y la inteligencia social

En 1920 Edward Thorndike publicó un artículo que tituló «La inteligencia y sus usos». En este artículo trataba de dar un paso más allá en la comprensión de lo que significa el término inteligencia, señalando que existían, según él, tres tipos:

- la inteligencia abstracta: Thorndike entiende que es la habilidad para manejar ideas y símbolos tales como palabras, números, fórmulas químicas y físicas, decisiones legales, leyes, etc.
- la inteligencia mecánica: Sería la habilidad para entender y manejar objetos y utensilios como armas o barcos.
- la inteligencia social: Sería la habilidad para entender y manejar hombres y mujeres, esto es, actuar sabiamente en las relaciones humanas.

La inteligencia social es la capacidad que tiene una persona de entender, tratar y llevarse bien con la gente que le rodea. Es lo que hace que una persona pueda tener muchos amigos capaces de dar la cara por ella o bien que no tenga nadie con quien contar. O, lo que es lo mismo, es lo que provoca que una persona tenga un cierto magnetismo o sea una persona negada para interactuar con los demás. Los buenos vendedores y los oradores de primera suelen tener un elevado nivel de inteligencia social.

Es decir, la inteligencia social es la parte de nuestra inteligencia que se utiliza para relacionarnos con la gente que nos rodea. Quien desarrolla esta capacidad suele ser una persona capaz de entender e intuir qué siente la gente en cada momento, qué necesita, cómo se comporta y qué espera de nosotros.

Es la capacidad de optimizar al máximo nuestra relación con la gente, sacando lo mejor de ellos y generando el mínimo rechazo para obtener los mejores resultados. Las herramientas que emplea la inteligencia social son:

- La empatía.
- El liderazgo.
- La inteligencia verbal.
- La inteligencia emocional.
- La asertividad.
- Saber escuchar y prestar atención.
- Ser bueno analizando el lenguaje no verbal de la gente.
- Ser bueno psicoanalizando a la gente y leer entre líneas cuando nos hablan.
- Gestionar bien el contacto físico.
- Interpretar correctamente las situaciones sociales que ocurren a nuestro alrededor en conjunto. Por ejemplo: diferenciar un grupo de gente que se va a pegar, de otro que esta celebrando un cumpleaños. Y en casos menos extremos y evidentes, ser capaz de hilar fino y darse cuenta rápido de qué está ocurriendo a nuestro alrededor.
- Vestir bien y correctamente para cada situación, proyectando lo mejor de nosotros y lo que deseamos en cada momento.

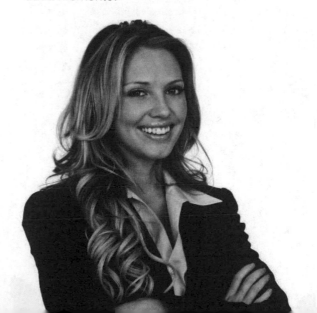

Edward Thorndike

Psicólogo y pedagogo estadounidense, Edward Thorndike fue uno de los pioneros de la psicología del aprendizaje. Estudió en la Universidad Wesleyan, donde se licenció en 1895; después completó su formación en Harvard y Columbia, y en esta última institución obtuvo el doctorado en 1898 bajo la dirección de James Cattell.

Según Thorndike, el aprendizaje se componía de una serie de conexiones entre un estímulo y una respuesta, que se fortalecían cada vez que generaban un estado de cosas satisfactorio para el organismo. Esta teoría suministró las bases sobre las que luego Skinner construyó todo su edificio acerca del condicionamiento operante.

Thorndike aplicó sus métodos para el adiestramiento de animales a niños y jóvenes, con éxito sustancial, y llegó a tener gran predicamento dentro del campo de la psicología educativa. Su obra *Educational Psychology (Psicología educacional)* fue publicada en 1903, y al año siguiente se le concedió el grado de profesor titular. Otro de sus influyentes libros fue *Introduction to the Theory of Mental and Social Measurements (Introducción a la teoría de las mediciones mentales y sociales)* de 1904. En la actualidad se reconoce a Thorndike como una figura señera en los comienzos del desarrollo de los tests psicológicos.

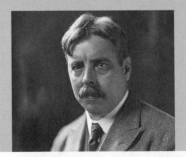

Cuando una persona tiene éxito al tratar con la gente que le rodea suele tener éxito en las relaciones profesionales, los amigos, los negocios, las parejas que tenga en la vida, la familia, etc.

El auge del conductismo

Durante la década de los años treinta surge la teoría conductista. Esta escuela concebía la inteligencia como meras asociaciones entre estímulos y respuestas. Para los conductistas, cualquier tipo de conducta se sustrae por completo a una concepción de tipo estímulo-respuesta.

La perspectiva de la psicología conductual parte de la idea fundamental del papel de las emociones. Partiendo de esa visión, las emociones son determinadas por los factores ambientales. La expresión de la vida emocional y motivaciones de la mente se han descrito como uno de los grandes logros en la historia del pensamiento humano.

Watson, en 1913, se centra básicamente en tres emociones en los seres humanos: miedo, ira y amor. Los conductistas dedicaron mayor atención al estudio de las fobias, ya que se trataba de fenómenos susceptibles a los estímulos concretos producidos por los factores ambientales. Es decir, los conductistas intentaban moldear las manifestaciones comportamentales de los individuos de acuerdo con los estímulos externos. La teoría conductual prioriza el estudio de los fenómenos observables y mesurables, y la emoción es una interpretación del fenómeno externo por el sujeto desde su propia percepción.

Marian Glover

El comportamiento inteligente de David Wechsler

David Wechsler (1896-198) fue un psicólogo americano, aunque nacido en Rumanía, autor del test de inteligencia Wechsler -Bellevue, del WISC (Wechsler Intelligence Scale Children), y del WAIS (Wechsler Adult Intelligence Scale). El WAIS es una escala de inteligencia para adultos que determina el CI (Coeficiente intelectual) de la persona.

Wechsler, en 1940, describe la influencia de factores no intelectivos sobre el comportamiento inteligente, y sostiene, además, que nuestros modelos de inteligencia no serán completos hasta que no puedan describir adecuadamente estos factores.

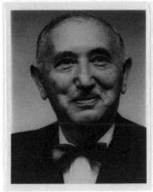

La inteligencia es global en tanto que caracteriza la conducta del individuo como un todo. Es un conjunto de elementos que, sin ser totalmente independientes, se pueden distinguir entre sí en un sentido cualitativo. El producto último de la inteligencia es una función de los elementos que la conforman y del modo en que están configurados.

La inteligencia está integrada por factores tanto intelectivos como no intelectivos. Los primeros son los que miden los tests de inteligencia (razonamiento, memoria, vocabulario, etc.), los segundos resultan más difíciles de cuantificar y, en ocasiones, incluso de identificar (impulso, perseverancia, motivación, etc.). Además, la actuación inteligente está ligada a un propósito, lo que hace que intervengan variables de personalidad, deseos, incentivos, etc. Pero, por encima de todo esto, la inteligencia es algo que permite a los seres humanos desenvolverse con éxito en el entorno al que pertenecen. En mayor o menor medida, la inteligencia capacita a los individuos para adaptarse a la sociedad. La capacidad de adaptación no es otra cosa que alcanzar un determinado nivel de autonomía en el funcionamiento personal, interactuar de forma adecuada con los demás y responder con eficacia a las demandas de la realidad circundante.

Wechsler también distingue entre habilidades intelectuales y comportamiento inteligente. Las primeras son factores intelectivos valorados por las pruebas de inteligencia. En cambio, el comportamiento inteligente es la capacidad de una persona de interactuar de manera eficaz y exitosa en el medio en el que transcurre su existencia.

Otras escuelas dentro del campo de la psicología contribuyeron con sus trabajos a ampliar la perspectiva del concepto de inteligencia. Por ejemplo, desde las teorías de la Gestalt, consideradas como representantes de las teorías experimentales de la inteligencia –cuyos principales defensores fueron: Wertheimer (1880-1943), Kohler (1887-1967) y Koffka (1887-1941)– se introdujo el concepto de discernimiento (Kohler, 1927).

Discernimiento

Discernir significa distinguir la diferencia entre los opuestos; como el bien y el mal, lo justo e injusto, lo importante y lo intrascendente, lo verdadero y lo falso, lo necesario y lo prescindible; lo honesto y lo deshonesto; o sea, ser capaz de actuar en función del propio juicio crítico.

Existen dos formas de tomar decisiones y de actuar, una es en función a las normas morales aprendidas; y otra forma es discernir uno mismo, atreverse a tener un juicio propio en función a la experiencia, al razonamiento y la propia forma de ver el mundo y de pensar. Para discernir hay que ser capaces de dominar la mente, los impulsos y el temperamento más arcaicos. El discernimiento produce la determinación necesaria para centrar todos los esfuerzos y luego alcanzarlos.

Tras la Segunda Guerra Mundial

A partir de los años cuarenta se prestó más atención a los procesos cognitivos como consecuencia a los ataques al conductismo y el debilitamiento de los supuestos en que se apoyaba. A partir de entonces emergen con fuerza el estructuralismo y el procesamiento de la información. Del primero se destaca la figura de Jean Piaget.

Piaget concibe la inteligencia, no como una facultad o una estructura estática, sino como un resultado, como el término de un largo proceso que tiene su origen en los más elementales esquemas de la actividad sensorio-motriz: «Es un punto de llegada, y sus fuentes se confunden con las de la adaptación sensorio-motriz en general, así como, más allá de ella, con las de la adaptación biológica misma». La inteligencia no se concibe como una organización única e inamovible, sino como un equilibrio progresivo que se va realizando mediante procesos de carácter evolutivo, concretamente, como la adaptación mental más avanzada.

Jean Piaget

Este psicólogo constructivista suizo desarrolló importantes estudios sobre el desarrollo intelectual y cognitivo del niño y ejerció una influencia trascendental en la psicología evolutiva y en la pedagogía moderna.

Elaboró una teoría de la inteligencia sensoriomotriz que describía el desarrollo espontáneo de una inteligencia práctica, basada en la acción, que se forma a partir de los conceptos incipientes que tiene el niño de los objetos permanentes en el espacio, del tiempo y de la causa. Estableció una serie de estadios sucesivos en el desarrollo de la inteligencia:

- Estadio de la inteligencia sensoriomotriz que regula las primeras fijaciones de la afectividad.
- Estadio de la inteligencia intuitiva.
- Estadio de las operaciones intelectuales concretas, de los sentimientos morales y del inicio de la lógica.
- Estadio de las operaciones intelectuales abstractas y de la formación de la personalidad.

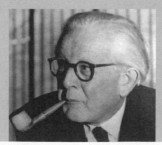

Otra aportación importante fue la del psicólogo soviético Vygotsky, quien encontró que las pruebas de inteligencia no dan una indicación acerca de la zona de desarrollo potencial de un individuo.

Howard Gardner y las inteligencias múltiples

En 1983 Howard Gardner publicó el libro *Frames of Mind,* donde exponía su teoría acerca de la inteligencia humana. Su objetivo era lograr un enfoque del pensamiento que fuera más amplio y completo de lo que se había conocido hasta ese momento. Gardner propone dejar de hablar de inteligencia y empezar a hablar de «inteligencias múltiples». Así, trata de resaltar el número desconocido de capacidades humanas, desde la inteligencia musical hasta la inteligencia aplicada en el conocimiento de uno mismo, que no han sido tomadas en cuenta en su estudio tradicional. Estas capacidades, para Gardner, son tan fundamentales como las que tradicionalmente trata de detectar el coeficiente de inteligencia.

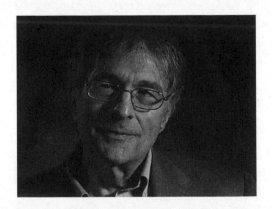

La teoría de las inteligencias múltiples nació como una reacción contra lo que se entendía hasta entonces como inteligencia y la manera como era medida. Para Gardner es un potencial para procesar información que se puede activar en el marco cultural para resolver problemas o crear productos que tienen valor para una cultura. Desde la perspectiva emocional apunta a la inteligencia interpersonal –la capacidad de comprenderse a uno mismo-, la cual estaría relacionada con la empatía, esto es, la manera de comprender a los demás.

Los distintos tipos de inteligencia

Según Gardner, los diferentes tipos de inteligencia son:

- **Inteligencia espacial:** Es la inteligencia que nos permite interactuar y entender el entorno espacial y/o tridimensional. La habilidad para poder observar el mundo y los objetos desde diferentes perspectivas está relacionada con este tipo de inteligencia, en la que destacan los ajedrecistas y los profesionales de las artes visuales (pintores, diseñadores, escultores…). Las personas que destacan en este tipo de inteligencia suelen tener capacidades que les permiten idear imágenes mentales, dibujar y detectar detalles, además de un sentido personal por la estética. En esta inteligencia encontramos pintores, fotógrafos, diseñadores, publicistas, arquitectos, creativos…

- **Inteligencia lingüística:** La de nuestros distintos lenguajes, de las palabras. No se limita solamente a lo verbal, sino a la capacidad de comunicarse. La capacidad de dominar el lenguaje y poder comunicarnos con los demás es transversal a todas las culturas. Desde pequeños aprendemos a usar el idioma materno para podernos comunicar de manera eficaz. La inteligencia lingüística no solo hace referencia a la habilidad para la comunicación oral, sino a otras formas de comunicarse como la escritura, la gestualidad, etc. Quienes mejor dominan esta capacidad de comunicar tienen una inteligencia lingüística superior. Profesiones en las cuales destaca este tipo de inteligencia podrían ser políticos, escritores, poetas, periodistas…

- **Inteligencia lógico-matemática:** La relación entre la lógica y la matemática mantiene un vínculo directo e interdependiente con las máquinas. Las hacemos a nuestra imagen y semejanza y nos adaptamos a ellas. Tiene que ver con la capacidad analítica y de razonamiento. Durante décadas, la inteligencia lógico-matemática fue considerada la inteligencia en bruto. Suponía el axis principal del concepto de inteligencia, y se empleaba como baremo para detectar cuán inteligente era una persona. Como su propio nombre indica, este tipo de inteligencia se vincula a la capacidad para el razonamiento lógico y la resolución de problemas matemáticos. La rapidez para solucionar este tipo de problemas es el indicador que determina cuánta inteligencia lógico-matemática se tiene. Los célebres test de cociente intelectual (IQ) se fundamentan en este tipo de inteligencia y, en menor medida, en la inteligencia lingüística. Los científicos, economistas, académicos, ingenieros y matemáticos suelen destacar en esta clase de inteligencia.
- **Inteligencia kinética-espacial:** Es la inteligencia de nuestro cuerpo, sus movimientos y sus conquistas gravitacionales. Las habilidades corporales y motrices que se requieren para manejar herramientas o para

expresar ciertas emociones representan un aspecto esencial en el desarrollo de todas las culturas de la historia. La habilidad para usar herramientas es considerada inteligencia corporal cinestésica. Por otra parte, hay un seguido de capacidades más intuitivas como el uso de la inteligencia corporal para expresar sentimientos mediante el cuerpo. Son especialmente brillantes en este tipo de inteligencia bailarines, actores, deportistas, y hasta cirujanos y creadores plásticos, pues todos ellos tienen que emplear de manera racional sus habilidades físicas.

- **Inteligencia musical:** Así como existe la inteligencia visual, la inteligencia musical tiene que ver con la capacidad de expresar, transformar, escuchar y apreciar la música, así como la de componer o interpretarla. La música es un arte universal. Todas las culturas tienen algún tipo de música, más o menos elaborada, lo cual lleva a Gardner y sus colaboradores a entender que existe una inteligencia musical latente en todas las personas. Algunas zonas del cerebro ejecutan funciones vinculadas con la interpretación y composición de música. Como cualquier otro tipo de inteligencia, puede entrenarse y perfeccionarse. No hace falta decir que los más aventajados en esta clase de inteligencia son aquellos capaces de tocar instrumentos, leer y componer piezas musicales con facilidad.

- **Inteligencia interpersonal:** Es la inteligencia de nuestros procesos internos para relacionarnos con los otros. Tiene que ver con nuestra capacidad de comprender a los demás y lo que le sucede a otro individuo en determinado momento o circunstancia. La inteligencia interpersonal nos faculta para poder advertir cosas de las otras personas más allá de lo que nuestros sentidos logran captar. Se trata de una inteligencia que permite interpretar las palabras o gestos, o los objetivos y metas de cada discurso. Más allá del continuo introversión-extraversión, la inteligencia interpersonal evalúa la capacidad para empatizar con las demás personas. Es una inteligencia muy valiosa para las personas que trabajan con grupos numerosos. Su habilidad para detectar y entender las circunstancias y problemas de los demás resulta más sencillo si se posee (y se desarrolla) la inteligencia interpersonal. Profesores, psicólogos, terapeutas, abogados y pedagogos son perfiles que suelen puntuar muy alto en este tipo de inteligencia descrita en la teoría de las inteligencias múltiples

- **Inteligencia intrapersonal:** Esta inteligencia no es acerca del «otro», sino de uno mismo, el diálogo hacia adentro. Tiene que ver con nuestra capacidad de reconocer quiénes somos y qué queremos realmente, sin engaños o sin la interferencia de las emociones. La inteligencia intrapersonal refiere a aquella inteligencia que nos faculta para comprender y controlar el ámbito interno de uno mismo. Las personas que destacan en la inteligencia intrapersonal son capaces de acceder a sus sentimientos y emociones y reflexionar sobre éstos. Esta inteligencia también les permite ahondar en su introspección y entender las razones por las cuales uno es de la manera que es.

- **Inteligencia naturalista o medioambiental:** La que nos brinda atención hacia nuestro entorno natural. Este tipo de inteligencia está relacionada con la habilidad de observación y reflexión sobre lo que sucede en nuestro ambiente. La inteligencia naturalista permite detectar, diferenciar y categorizar los aspectos vinculados a la naturaleza, como por ejemplo las especies animales y vegetales o fenómenos relacionados con el clima, la geografía o los fenómenos de la naturaleza. Esta clase de inteligencia fue añadida posteriormente al estudio original sobre las inteligencias múltiples de Gardner, concretamente en el año 1995. Gardner consideró necesario incluir esta categoría por tratarse de una de las inteligencias esenciales para la supervivencia del ser humano (o cualquier otra especie) y que ha redundado en la evolución.

- **Inteligencia existencial:** Tiene que ver con la búsqueda de la trascendencia, de los fines lejanos y no cercanos.

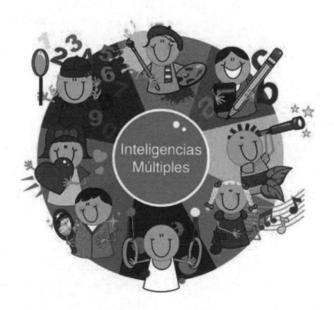

Gardner considera que las inteligencias interpersonal e intrapersonal son capacidades para comprenderse a sí mismo y a los demás. Las emociones jugarían un papel fundamental en el bienestar personal, un factor decisivo para que el individuo afronte los retos diarios y a la vez interaccione con su medio de manera adecuada.

Los requisitos básicos de cada inteligencia

Howard Gardner establece ciertos «requisitos» básicos que tiene que cumplir cada inteligencia para que se considere íntegra y no un simple talento, aptitud o habilidad. Entre estos criterios, destacan:

- El aislamiento potencial debido al daño cerebral: Gardner trabajó con individuos que habían tenido accidentes o enfermedades que habían afectado a zonas específicas del cerebro. En varios casos las lesiones cerebrales perjudicaron selectivamente una inteligencia, mientras que las demás permanecían intactas. Es decir, una persona puede tener dificultad para hablar, leer y escribir, pero puede cantar, hacer cálculos matemáticos, bailar o reflexionar sobre sentimientos o relacionarse con otras personas.
- Gardner sugiere que es posible observar en algunos individuos que las inteligencias operan a niveles elevados. Hay individuos que demuestran habilidades superiores en parte de una inteligencia, mientras que en las otras inteligencias se desarrollan a un nivel bajo.
- Las inteligencias parecen estimuladas por la participación en algún tipo de actividad culturalmente valorada y que el desarrollo de individuo en dicha actividad

sigue un ritmo evolutivo. La mejor manera de ver el funcionamiento culminante de las inteligencias es estudiando los estados finales de las inteligencias en las vidas de los seres excepcionales.

- Cada una de las inteligencias cumple la condición de tener orígenes encajonados en la evolución de los seres humanos y en la evolución de otros seres.
- Gardner propone analizar ciertos estudios psicológicos para observar las inteligencias funcionando de manera independiente, demostrando niveles de competencia en las diferentes inteligencias de cada campo cognoscitivo.
- Cada inteligencia tiene un conjunto de operaciones núcleo que sirven para impulsar las diferentes actividades naturales de esa inteligencia. En la inteligencia musical, por ejemplo, esos componentes podrían comprender la sensibilidad al tono o la habilidad de diferenciar entre varias estructuras rítmicas.

Las inteligencias múltiples en la educación

La teoría de las inteligencias múltiples cuestiona las visiones tradicionales de la inteligencia porque se centran en los aspectos cognitivos y descuidando el papel de la personalidad, las emociones y el entorno mental en el que se desarrollan los procesos mentales.

Gardner planea una escuela centrada en el individuo, centrada en el entendimiento óptimo y en el desarrollo del perfil cognitivo de cada estudiante. Y es que todo el mundo tiene, según Gardner, las mismas capacidades e intereses y, además, nadie puede llegar a aprender todo lo que hay que aprender. Por regla general, suele existir un predominio en la enseñanza de las inteligencias lingüística y matemática, pero da una mínima importancia a otras posibilidades de conocimiento. Los estudiantes que no destacan en las asignaturas académicas tradicionales suelen ver disminuido su aporte al ámbito cultural y social.

Al reconocer la existencia de inteligencias diversas hay que considerar por consiguiente diferentes modalidades de aprendizaje. Gardner piensa que el contenido puede presentarse a partir de las diferentes tipologías de inteligencia, de manera que sean como diferentes puertas de acceso al conocimiento.

- el narrativo, que utiliza la narración como soporte del concepto que se desea enseñar y se identifica con la inteligencia lingüística;
- el lógico-cuantitativo, que utiliza consideraciones numéricas o razonamientos deductivos y se asocia a la inteligencia lógico-matemática;
- el fundacional, que refiere a interrogantes de tipo filosóficos que refiere a la inteligencia intrapersonal e interpersonal;
- el estético, que se orienta a los aspectos sensoriales e implica a la inteligencia musical y a la espacial;
- el experimental, que se dirige a las actividades de manuales y está ligado con la inteligencia cinético-corporal.

La teoría de las inteligencias múltiples es de gran importancia ya que trata de potenciar los aprendizajes de niños y jóvenes, minimiza los problemas de conducta, incrementa la autoestima de niños y jóvenes, desarrolla las habilidades de cooperación y liderazgo y aumenta el interés y la dedicación al aprendizaje.

Gardner define la inteligencia como una capacidad, convirtiéndola en una destreza que se puede desarrollar pero sin negar el componente genético correspondiente.

Los antecedentes previos de la inteligencia emocional

La primera descripción de la inteligencia emocional se desarrolló en 1990, en palabras de Peter Salovey y John Mayer, que la definieron como la capacidad de razonar acerca de las emociones, que a su vez mejoraban el pensamiento, lo que incluye la capacidad para percibir con precisión las emociones con fin de acceder y generar emociones que ayuden a pensar, a entender las emociones y el conocimiento emocional, para regularlas reflexivamente con el fin de promover el crecimiento emocional e intelectual.

Salovey y Mayer propusieron un modelo que cuatro ramas de las técnicas aplicadas en la inteligencia emocional, comprender las emociones, asimilarlas en el pensamiento y la percepción y la expresión de la emoción.

La inteligencia emocional se estructura como un modelo de cuatro ramas interrelacionadas:

1. Percepción emocional: Las emociones son percibidas, identificadas, valoradas y expresadas a través del lenguaje, de la conducta, en obras de arte, música, etc. También la capacidad de discriminar entre expresiones precisas e imprecisas, honestas o deshonestas.

2. Facilitación emocional del pensamiento: Las emociones sentidas entran en el sistema cognitivo como señales que influencian la cognición (integración, emoción y cognición). Las emociones priorizan el pensamiento y dirigen la atención a la información importante. El estado de humor cambia la perspectiva del individuo, desde el optimismo al pesimismo, favoreciendo la consideración de múltiples puntos de vista. Los estados emocionales facilitan el afrontamiento. Por ejemplo, el bienestar facilita la creatividad.

3. Comprensión emocional: Comprender y analizar las emociones empleando el conocimiento emocional. Las señales emocionales en las relaciones interpersonales son comprendidas, lo cual tiene implicaciones para la misma relación. Capacidad para etiquetar emociones, reconocer las relaciones entre las palabras y las emociones. Se consideran las implicaciones de las emociones, desde el sentimiento a su significado; esto significa comprender y razonar sobre las emociones para interpretarlas. Por ejemplo, la tristeza se debe a una pérdida. Habilidad para comprender sentimientos complejos, como el amor y el odio que se puede sentir de una manera simultánea hacia una persona querida. Habilidad para reconocer las transiciones entre emociones: de frustración a ira, de amor a odio.

4. Regulación emocional: Regulación reflexiva de las emociones para promover el conocimiento emocional e intelectual. Los pensamientos promueven el crecimiento emocional, intelectual y personal para hacer posible la gestión de las emociones en las situaciones de la vida. Habilidad para distanciarse de una emoción. Habilidad para regular las emociones en uno mismo y en otros. Capacidad para mitigar las emociones

negativas y potenciar las positivas, sin reprimir o exagerar la información que transmiten.

Salovey y Mayer proponen que la inteligencia emocional se desarrolle a través de procesos educativos en la familia, en la escuela, en las organizaciones y en todo lugar. La responsabilidad emocional es la tendencia a reaccionar emocionalmente de cierto modo, algo que se aprende en las interacciones con los demás. A través de la educación se desarrolla la responsabilidad emocional apropiada a las circunstancias.

Daniel Goleman

«Las personas con habilidades emocionales bien desarrolladas tienen más probabilidades de sentirse satisfechas y ser eficaces en su vida, y de dominar los hábitos mentales que favorezcan su propia productividad; las personas que no pueden poner cierto orden en su vida emocional libran batallas interiores que sabotean su capacidad de concentrarse en el trabajo y pensar con claridad.»

Daniel Goleman

Goleman recoge el pensamiento de numerosos científicos del comportamiento humano para cuestionar el valor de la inteligencia racional como manera de predecir el éxito en diferentes ámbitos de la vida: en la empresa, en la familia, en las relaciones con los amigos, etc. Goleman cree que el cociente intelectual no es suficiente para valorar el éxito personal y profesional de una persona. La inteligencia pura no otorga los parámetros suficientes para saber si se ha tenido o se va a tener éxito en la vida.

Y es que las personas más inteligentes pueden llegar a hundirse ante una pasión desenfrenada o un impulso incontrolable. Existen otros factores como la capacidad de motivarse y persistir frente a las decepciones, controlar los impulsos, evitar que los trastornos disminuyan la capacidad de pensar, mostrar empatía, etc. Esto es, un tipo de inteligencia distinta a la racional y que influya en el desempeño de funciones vitales.

La inteligencia emocional enfatiza el papel que ejercen las emociones dentro del funcionamiento psicológico de la persona cuando esta se enfrenta a situaciones difíciles como una pérdida familiar, afrontar determinados riesgos, un conflicto laboral, etc. En cualquiera de estas situaciones suele haber una implicación emocional que puede hacer que una tarea sea exitosa o sea un fracaso. Cada emoción ofrece una disposición determinada a la acción, de manera que el repertorio emocional de la persona disponga de las herramientas precisas para llevar a cabo su trabajo.

Este conjunto de habilidades de carácter socioemocionales, que Goleman definió como inteligencia emocional, puede dividirse en dos áreas:

- La inteligencia intrapersonal: Es la capacidad de formar un modelo realista y preciso de uno mismo, teniendo acceso a los propios sentimientos y usándolos como guías en la conducta.
- La inteligencia interpersonal: Es la capacidad de comprender a los demás, saber qué los motiva, cómo operan y cómo se relacionan adecuadamente. Es la capacidad de reconocer y reaccionar ante el humor, el temperamento y las emociones de los otros.

Así pues, la inteligencia emocional sería un importante factor de éxito por su capacidad para conocer, controlar e inducir emociones y estados de ánimo, tanto en uno mismo como en los demás.

Daniel Goleman

Psicólogo estadounidense, nacido en Stockton, California, el 7 de marzo de 1947. Adquirió fama mundial a partir de la publicación de su libro *Emotional Intelligence (Inteligencia emocional)* en 1995.

Trabajó como redactor de la sección de ciencias de la conducta y del cerebro de *The New York Times*. Ha sido editor de la revista *Psychology Today* y profesor de psicología en la Universidad de Harvard, universidad en la que se doctoró.

Goleman fue cofundador de la Collaborative for Academic, Social and Emotiona lLearning en el centro de estudios infantiles de la universidad de Yale (posteriormente en la universidad de Illinois, en Chicago), cuya misión es ayudar a las escuelas a introducir cursos de educación emocional.

Editado por primera vez en 1995, *Inteligencia emocional* se mantuvo durante un año y medio en la lista de libros más vendidos del *The New York Times*

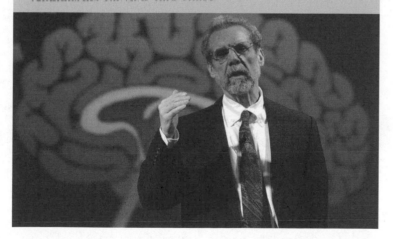

La inteligencia emocional guarda relación con el conocimiento y el manejo de las emociones. Tradicionalmente se ha pensado que cuando una persona estaba emocionalmente perturbada no podía razonar, pareciendo así que inteligencia y emociones eran incompatibles. Pues bien, Goleman demuestra que inteligencia y emociones son conciliables, en la medida en que la inteligencia no se deje desbordar por las emociones, pueda controlarlas y encauzarlas de manera que se alcancen resultados exitosos.

Según Goleman, sólo con la inteligencia racional no se alcanza para triunfar en la vida. Llega a decir que la inteligencia representa solamente el 20% del éxito, mientras que el 80% restante se debe a otros factores.

Las principales características de la inteligencia emocional son cinco:

- Conciencia de uno mismo: Sería la capacidad de reconocer los propios sentimientos, emociones o estados de ánimo. Las emociones tienen distintos grados de intensidad, algunas pueden ser muy intensas de manera que nos podamos percatar de ellas, pero otras pueden no llegar al umbral mínimo de percepción conciente. Goleman cree que, mediante un esfuerzo deliberado, se pueden hacer más conscientes nuestras reacciones viscerales, y con ello nuestras emociones más imperceptibles. La importancia de conocer nuestras emociones reside en el hecho de que así se pueden controlar y de paso modificar los estados de ánimo que nos son desfavorables. Las emociones no conscientes suelen traicionarnos y pueden hacernos fracasar en una entrevista laboral o en cualquier otra situación que nos enfrente al éxito o al fracaso.

- Equilibrio anímico: Sería la capacidad de controlar el mal humor para evitar sus efectos perjudiciales, entendidos estos como conductas indeseables. Uno de los ejemplos más habituales es el control de la ira. Que puede controlarse de una manera más positiva, por ejemplo tratando de aislarse de la situación, aislándose o empleando técnicas de relajación como la respiración profunda o la meditación.

- Motivación: Sería la capacidad para autoinducir emociones y estados de ánimo positivos, como la confianza, el entusiasmo y el optimismo. La predisposición al optimismo o al pesimismo puede ser innata, pero la práctica puede revertir esta situación si la persona es capaz de detectar el pensamiento más negativo. En el equilibrio anímico se pueden resolver muchas situaciones emocionalmente intensas.

- Control de impulsos: Las personas con suficiente inteligencia emocional tienen la capacidad de saber aplazar grandes satisfacciones en aras de un objetivo. Se trata de que el aparato psíquico pueda funcionar bajo el principio de realidad.

- Sociabilidad: La sociabilidad tiene que ver con el conocimiento y control de las emociones y estados de ánimo de los demás. Cuanto más hábiles seamos para interpretar las señales emocionales de los demás, mejor podremos controlar lo que nosotros mismos podemos transmitir. Cualquier persona, por altos conocimientos que tenga de la materia laboral que lleve entre manos, si no sabe relacionarse con los demás verá las posibilidades de éxito muy disminuidas.

Desarrollar la inteligencia emocional

Las emociones provocan en nuestro cuerpo distintos tipos de reacciones que se pueden catalogar como «estallidos emocionales». Sucede cuando el centro emocional del cerebro rige al centro racional.

Cuando un estímulo llega a través de los sentidos, la información pasa al tálamo, donde se traduce neurológicamente, pasando la parte a la corteza cerebral, donde funciona la parte lógica y racional. Es en la corteza cerebral donde se toman las decisiones ante los diferentes estímulos sensoriales que llegan. Sin embargo, no toda la información pasa en forma directa del tálamo a la corteza: una pequeña parte de la información pasa directa del tálamo al centro emocional, lo que permite tomar una decisión instantánea e instintiva antes de que nuestra parte racional logre procesar la información. Esta relación entre el tálamo y los centros emocionales origina el llamado «secuestro o estallido emocional», lo que origina que se actúe antes de pensar.

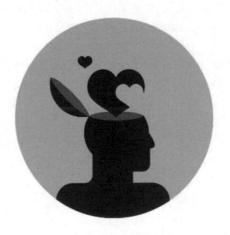

En esos estallidos emocionales se producen fenómenos expresivos como gritos y sollozos que pueden perturbar el tono afectivo habitual, alterar el ritmo de los pensamientos y perder el control de los actos. E incluso, en las emociones más violentas, se pueden llegar a liberar los sentimientos reprimidos y reaparecer antiguos fantasmas en forma de modos primitivos donde el sujeto puede expresarse con malos modales.

Cuando somos capaces de reconocer nuestros propios sentimientos, la posibilidad de controlarlos es mucho mayor. Entrenarse en el desarrollo de las aptitudes emocionales permite desarrollar la capacidad de manejar las emociones idóneas para cada acción, regulando su manifestación y manteniendo el equilibrio emocional. También transmitiendo estados de ánimo para generar actitudes y respuestas positivas, evaluando el costo emocional de cada acción y desarrollando destrezas sociales.

La estructura emocional básica puede ser modificada mediante una toma de conciencia y cierta práctica. Los circuitos neurológicos involucrados pueden verse alterados o reforzados por la repetición de ciertos hábitos. La infancia y la adolescencia son dos momentos críticos para el desarrollo de la inteligencia emocional, pero es en la madurez cuando las personas pueden educar con ventaja sus emociones.

El aprendizaje puede moldear algunos aspectos importantes de la realidad emocional individual y colectiva. Es verdad que la aptitud emocional no puede mejorar de la noche a la mañana, porque el cerebro emocional tarda semanas y meses en cambiar sus hábitos. Para que un hábito nuevo reemplace a otro se requiere de un cierto tiempo y algo de práctica. La buena noticia es que, cuanto más tiempo pasa alguien esforzándose para cambiar, más durable será ese cambio.

Cuando se tiene un conocimiento eficaz sobre la inteligencia emocional, es más fácil encauzar, dirigir y aplicar las emociones, permitiendo que estas trabajen a favor y no en contra de la personalidad. De esta forma, las emociones pueden guiar todas las actitudes de nuestra vida diaria hacia pensamientos y hábitos constructivos, que mejoren los resultados finales que se quieran alcanzar.

Gracias a las emociones, los pensamientos y las acciones se entrelazan, siendo nuestras estrategias las encargadas de forjar una educación emocionalmente inteligente.

Algunos ejercicios para desarrollar una inteligencia emocional

Es importante desarrollar una serie de ejercicios prácticos con cierta regularidad con el fin de desarrollar la inteligencia emocional.

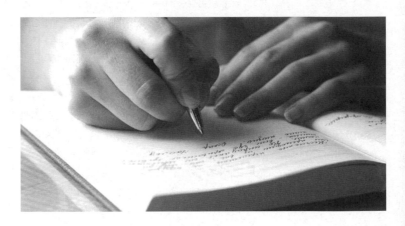

- Por ejemplo mantener un diario emocional, esto es, tratar de hacer un repaso al final del día sobre cómo ha ido la jornada a nivel emocional. Por ejemplo, si se ha padecido una situación de estrés, si se ha llegado a algún episodio de tristeza, etc. Esto servirá para entender las emociones y para recibir un cierto *feedback* sobre cómo se puede sentir uno mismo.

- Observar el lenguaje no verbal: La escucha activa es una de las habilidades sociales que todos deberíamos poseer pero que difícilmente ponemos en práctica. Hay que tener en cuenta pues, el lenguaje no verbal y la comunicación de las emociones. Es importante prestar atención plena a la comunicación de la otra persona, ya que nuestros pensamientos y nuestras creencias contaminan nuestra comunicación interpersonal. Así pues, trate de prestar atención a los gestos, las miradas, las expresiones y las emociones de nuestro interlocutor

- La técnica de la rueda de la vida: Se trata de una de las técnicas más eficaces para conocernos a nosotros mismos, nos ayuda a conocer nuestros deseos y necesidades, que a menudo quedan ocultos por las exigencias sociales. Hay que dibujar un círculo en una hoja de papel en blanco, dividiéndolo en distintas áreas que puedan ser importantes para nosotros: pareja, amistades, ocio, etc. Y poner un orden de preferencia en cada uno de estos aspectos.

- Hay diferentes tipos de meditación, todas ellas en general funciona bien para mejorar la inteligencia emocional. Una de ellas es la meditación vipassana, que pone especial énfasis en la conciencia y la atención en la respiración, focalizando la mente en el aire que entra y sale por la nariz. Cuando la mente comienza a funcionar, es importante etiquetar los pensamientos y las emociones, observarlos y dejarlos ir, aceptándolos.

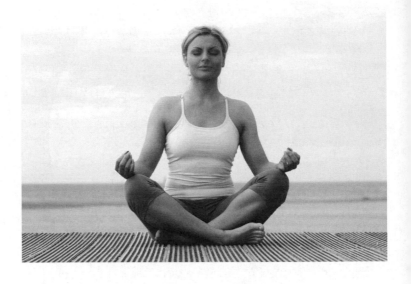

- Es importante, cada cierto tiempo, saber detenerse un minuto de nuestra vida para analizar el momento presente. De esta manera, se aclara la mente y se es capaz de responder ante diferentes situaciones de la vida con la cabeza en vez de hacerlo con el corazón.
- Los cursos de crecimiento personal son una buena forma de mejorar las habilidades emocionales, ya que refuerzan las prácticas grupales de tipo experiencial y vivencial, muy útiles para el aprendizaje de este tipo de inteligencia.
- Las sesiones de coaching también pueden servir para desarrollar la inteligencia emocional. Y es que un coach es un experto en desarrollo emocional que se

encarga de ayudar a que las personas puedan conocerse mejor y puedan desarrollar sus habilidades emocionales. El coach nos acompaña en ese proceso de cambio hacia un mayor bienestar para que cualquiera pueda superar sus creencias limitantes.

Las competencias emocionales

Daniel Goleman califica cada una de las habilidades prácticas de la inteligencia emocional en distintas capacidades:

- La autoconciencia, que implica reconocer los propios estados de ánimo, los recursos y las intuiciones. Las competencias emocionales que dependen de la autoconciencia son:

  ❖ La conciencia emocional, que identifica las propias emociones y los efectos que pueden tener.

  ❖ La correcta autovaloración, que significa conocer las propias fortalezas y sus limitaciones.

  ❖ La autoconfianza, que otorga un fuerte sentido del propio valor y capacidad.

- La autorregulación se refiere a manejar los propios estados de ánimo, impulsos y recursos. Las competencias emocionales que dependen de la autorregulación son:

  ❖ El autocontrol, mantener vigiladas las emociones perturbadoras y los impulsos.

  ❖ La confiabilidad, mantener los estándares adecuados de honestidad e integridad.

  ❖ La conciencia, asumir las responsabilidades del propio desempeño laboral.

❖ La adaptabilidad, o flexibilidad en el manejo de las situaciones de cambio.

❖ La innovación, esto es, sentirse cómodo con la nueva información, las nuevas ideas y las nuevas situaciones.

• La motivación se refiere a las tendencias emocionales que guían o facilitan el cumplimiento de las metas establecidas.

❖ Impulso de logro, el esfuerzo por mejorar o alcanzar un estándar de excelencia laboral.

❖ Compromiso con las metas del grupo o de la organización.

❖ Iniciativa, la disponibilidad para reaccionar ante las oportunidades.

❖ Optimismo, la persistencia en la persecución de los objetivos, a pesar de los obstáculos y retrocesos que puedan presentarse.

• La empatía, que implica tener conciencia de los sentimientos, necesidades y preocupaciones de los otros.

❖ Comprensión de los otros, darse cuenta de los sentimientos y perspectivas de los compañeros de trabajo.

❖ Estar atento a las necesidades de los otros y reforzar sus habilidades.

❖ Anticipar, reconocer y satisfacer las necesidades de quienes nos acompañan en la aventura de la vida.

❖ Potenciar la diversidad o, lo que es lo mismo, cultivar las oportunidades laborales a través de distintos tipos de personas.

❖ Conciencia política, ser capaz de leer las corrientes emocionales del grupo, así como el poder de las relaciones de sus miembros.

• Destrezas sociales, lo que implica ser un experto para inducir respuestas deseadas en los otros. Este objetivo depende de las siguientes capacidades emocionales:

❖ Influencia: idear efectivas tácticas de persuasión.

❖ Comunicación: Saber escuchar abiertamente al resto y elaborar mensajes convincentes.

❖ Saber manejar los conflictos, negociando y resolviendo los desacuerdos que se presenten dentro del grupo.

❖ El liderazgo, entendido como la capacidad de inspirar y guiar a los individuos y al grupo en su conjunto.

❖ Alimentar y reforzar las relaciones interpersonales dentro del grupo.

❖ Colaboración y cooperación: trabajando con otros para alcanzar metas compartidas.

❖ Las capacidades de equipo, ser capaces de crear sinergias para la persecuación de metas colectivas.

La vida familiar, la primera escuela

La familia constituye la primera escuela de aprendizaje emocional, el lugar en el que empezamos a aprender a ser nosotros mismos y donde los demás son los primeros en reaccionar ante nuestros sentimientos.

Goleman sostiene que existen tres estilos emocionalmente inadecuados:

• El primero consiste en ignorar completamente los sentimientos de sus hijos. Son padres que consideran que

los problemas emocionales son triviales y que no me-
recen la suficiente atención. Suelen desaprovechar la
oportunidad de acercarse a ellos antes las dificultades
emocionales que estos presentan. Y también suelen
ignorar las lecciones fundamentales para enseñarles
sus competencias emocionales.

- Hay padres que se dan cuenta de los sentimientos de
los hijos, pero piensan que los problemas emocionales
se pueden manejar de cualquier manera. Goleman lo
denomina el estilo *laissez-faire*, raramente intervienen
para ofrecer una respuesta emocional adecuada.

- Y los hay que se dedican a menospreciar y no respetar
los sentimientos de sus hijos. Suelen ser padres muy
duros, que castigan constantemente a sus hijos, y que
pueden llegar a prohibir cualquier manifestación de
enojo de los mismos.

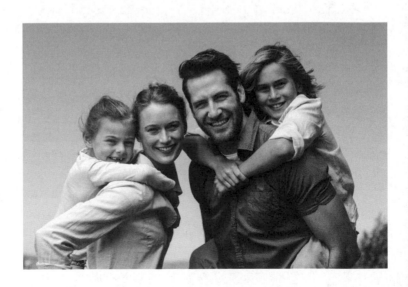

Al contrario de todos estos casos están los padres que saben aprovechar estas situaciones para desempeñar su papel como preceptores, tomándose en serio los sentimientos de sus hijos y tratando de comprender sus disgustos y enojos.

Al convertirnos en padres, empezamos a tomar conciencia de la dificultad de educar y enseñar a nuestros hijos. Pero inevitablemente surgen muchas dudas en esos momentos:

- ¿Cómo crear un ambiente familiar que promueva la expresión y comunicación de los sentimientos?
- ¿Cómo promover que sean sensibles a sus propias emociones, y acompañarles en superar las pequeñas frustraciones?
- ¿Cómo ayudar a nuestros hijos/as para que tengan un control de la expresión emocional en situaciones de dificultad?
- ¿Cómo aprender el beneficio de las emociones en la toma de decisiones sobre su futuro y sus relaciones?

Es en el ámbito familiar donde se construyen las competencias personales y sociales, tales como la autoconciencia, el autocontrol, la motivación y la empatía. Es decir, habilidades que nos relacionan con el entorno.

Desde el punto de vista de las relaciones humanas, la familia constituye el núcleo central, y uno de sus papeles primordiales es el proceso de socialización para el establecimiento de normas, reglas y una serie de valores éticos y morales que tratan de transmitir los progenitores a sus hijos.

Por tanto, la influencia de los padres es acompañar a sus hijos en ese viaje a través de las reglas, valores y juicios que serán fundamentales en su desarrollo social y moral. De la misma manera, debemos tratar de controlar nuestros temores y confiar en los hijos. Es necesario dejarlos crecer, porque en su mismo desarrollo está la semilla del mismo crecimiento personal de los padres. Al crecer juntos, se refuerza el vínculo que une a los unos con los otros.

El trabajo emocional con los hijos se alimenta de diálogo constante. Y también en el lenguaje no verbal. Porque es ahí, en el tono, en los gestos, en los pequeños indicios, cuando se aprende a conocer a los hijos.

Los niños pueden hablar con mayor facilidad sobre sus experiencias y emociones cuando los padres los escuchan con atención y no manifiestan de inmediato opinión alguna ni ninguneen sus aseveraciones. Lo mejor que puede hacer un padre en esos momentos es sugerir, promover la reflexión, escuchar…

Cuando explicamos una situación y detallamos los hechos, los niños aprenden de la fuerza emocional para examinar y saber enfrentarnos a las situaciones más o menos difíciles, aprendiendo que también ellos lo pueden hacer.

Los padres deben ayudar a sus hijos a reinterpretar las situaciones que les angustian, a analizar sus experiencias y a reconocer los posibles obstáculos. La inteligencia emocional propone abandonar antiguas creencias y estereotipos como medio para abandonar problemas. La escucha atenta y paciente es fundamental para ello.

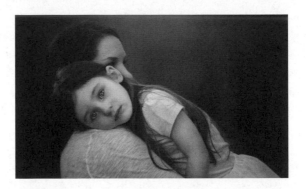

El modelo Gottman

John Gottman propone el siguiente proceso a modo de entrenamiento emocional para que los padres ayuden a sus hijos a gestionar sus emociones:

1. Tomar conciencia de las emociones del niño.
2. Reconocer la emoción como una oportunidad para la intimidad y la enseñanza.
3. Escuchar con empatía, validando los sentimientos del niño.
4. Ayudar al niño a encontrar las palabras para etiquetar la emoción que está teniendo.
5. Establecer límites y explorar estrategias para resolver el problema en cuestión.

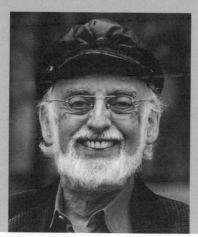

Es importante animarles ante el fracaso y la decepción, que conozcan sus límites y sepan superarlos en cada momento. De esta manera aprenderán a conocer sus limitaciones y a superarlas en la medida de lo posible. La recompensa nunca llega de manera inmediata: es preciso enseñarles a plantear-se objetivos, reconociendo el esfuerzo que ello implica.

Los momentos de distensión propiciarán un mayor equi-librio de su estado emocional y serán de gran ayuda en los momentos de mayor tensión. No hay que negar la posibilidad de explorar nuevos caminos que puedan crear un vínculo sa-tisfactorio con nuestros hijos. Tratar de desarrollar la inteligen-cia emocional es un viaje que dura toda la vida.

El modelo de competencias que se muestra a continuación es fundamental a la hora de ejercitar la inteligencia emocional en el ámbito familiar:

Competencias intrapersonales:

- Conciencia emocional:

  - ❖ Conciencia de las emociones propias.
  - ❖ Dar nombre a las emociones.
  - ❖ Comprender las emociones de los demás.

- Regulación emocional:

  - ❖ Conciencia de la relación entre pensamiento, cogni-ción y comportamiento.
  - ❖ Expresión emocional.
  - ❖ Regulación.
  - ❖ Afrontamiento.
  - ❖ Autogenerar emociones positivas.

- Autonomía emocional:

  - ❖ Autoestima.
  - ❖ Automotivación.
  - ❖ Actitud positiva.
  - ❖ Responsabilidad.

❖ Autoeficacia emocional.
❖ Análisis crítico de las normas sociales.
❖ Resiliencia.

Competencias interpersonales

- Competencia social:

  ❖ Dominar habilidades sociales básicas.
  ❖ Respeto por los demás.
  ❖ Comunicación receptiva.
  ❖ Comunicación expresiva.
  ❖ Asertividad.
  ❖ Compartir emociones.
  ❖ Comportamiento prosocial y cooperativo.
  ❖ Prevención y solución de conflictos.

- Habilidades para la vida y el bienestar:

  ❖ Fijar objetivos adaptativos.
  ❖ Toma de decisiones.
  ❖ Buscar ayuda y recursos.
  ❖ Ciudadanía activa, cívica, responsable, crítica y comprometida.
  ❖ Bienestar subjetivo.
  ❖ Fluir.

La inteligencia emocional en la escuela

Hasta hace unos pocos años, los profesores preferían tener como alumnos a niños conformistas, buenos estudiantes, que conseguían excelentes notas a base de esfuerzo y trabajo. Valoraban su capacidad receptiva, más que el hecho de que pudieran ser discípulos activos. También, se dejaba por imposibles aquellos otros alumnos que fracasaban en determinadas materias.

La escuela es, junto a la familia, uno de los medios más importantes para que el niño aprenda y pueda conformar su verdadera personalidad.

De ahí que hoy en día se valore la escuela como el lugar donde se debe enseñar a los alumnos a ser emocionalmente inteligentes, un lugar en el que sean capaces de comprender las estrategias y las habilidades emocionales básicas que puedan protegerlos de los factores de riesgo o bien puedan paliar sus efectos negativos.

Los objetivos que se persiguen con la implantación de la inteligencia emocional en la escuela, serían los siguientes:

1. Detectar casos de pobre desempeño en el área emocional.
2. Conocer cuáles son las emociones y reconocerlas en los demás
3. Clasificarlas: sentimientos, estados de ánimo...
4. Modular y gestionar la emocionalidad.
5. Desarrollar la tolerancia a las frustraciones diarias.
6. Prevenir el consumo de drogas y otras conductas de riesgo.
7. Desarrollar la resiliencia
8. Adoptar una actitud positiva ante la vida.
9. Prevenir conflictos interpersonales
10. Mejorar la calidad de vida escolar.

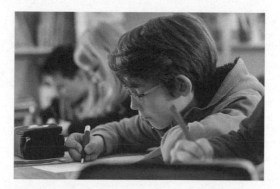

El nuevo tutor debe proporcionar nuevos modelos, adecuados a las diferentes interacciones que los niños mantienen con sus compañeros y con los profesores. Ha de saber transmitir una serie de valores a los alumnos, desarrollando una nueva competencia profesional. Algunas de las funciones que deberá desarrollar el nuevo tutor son:

- Percepción de necesidades, motivaciones, intereses y objetivos de los alumnos.
- La ayuda a los alumnos a establecerse objetivos personales.
- La facilitación de los procesos de toma de decisiones y responsabilidad personal.
- La orientación personal al alumno.
- El establecimiento de un clima emocional positivo, ofreciendo apoyo personal y social para aumentar la autoconfianza de los alumnos.

El profesor debe analizar las situaciones conflictivas y los problemas cotidianos que son motivo de tensiones escolares y actuar en consonancia a estos.

El niño, por su parte, debe contar con una serie de factores importantes de cara a elevar su rendimiento escolar:

- Confianza en sí mismo y en sus capacidades.
- Curiosidad por descubrir.
- Intencionalidad, ligado a la sensación de sentirse capaz y eficaz.
- Autocontrol.
- Relación con el grupo de iguales.
- Capacidad de comunicar.
- Cooperar con los demás.

Las características de una persona emocionalmente inteligente

Un individuo emocionalmente inteligente puede desarrollarse como persona e integrarse de manera satisfactoria en la sociedad en la que vivimos. Las características que lo definen son:

1. Actitud positiva: resalta los puntos positivos sobre los negativos; da más importancia a los aciertos que a los fallos, tienen más valor las aptitudes positivas que las carencias, es más importante el trabajo realizado que el resultado obtenido.
2. Es capaz de reconocer sus propias emociones y sentimientos.
3. Puede verbalizar sus emociones y sentimientos. Tanto los considerados positivos como los considerados negativos necesitan ser encauzados y dirigidos de alguna forma para poder expresarlos. La persona emocionalmente inteligente reconoce el medio más adecuado y el momento propicio.

4. Sabe manejar sus sentimientos y emociones: es capaz de lograr el equilibrio entre la exteriorización de las emociones y el dominio de las mismas. Sabe ser paciente y puede aceptar la frustración, siendo capaz de retrasar las recompensas.

5. Es empática: puede ponerse sin dificultad en la piel del otro, percibe las emociones y sentimientos de los demás aunque no estén expresadas verbalmente sino mediante una comunicación no verbal.

6. Tiene la capacidad de adoptar las decisiones correctas: la forma en que se lleva a cabo la toma de decisiones conjuga aspectos tanto emocionales como racionales. Los aspectos emocionales dificultan en muchas ocasiones el poder tomar la decisión idónea. Es fundamental ser consciente de los aspectos emocionales presentes en cada toma de decisiones, para que éstas sean las adecuadas.

7. Está motivada, ilusionada y tiene interés por todo aquello que hace: todo lo contrario a la apatía, a la indiferencia, al tedio y a la desidia. Se motiva e ilusiona cuando tiene delante un buen proyecto y es capaz de interesarse y preocuparse por todo aquello que le rodea.

8. Adecuado nivel de autoestima: sentimientos positivos hacia sí misma y seguridad en su capacidad para afrontar los nuevos desafíos que le proponga el destino.

9. Sabe dar y recibir.

10. Presenta unos valores positivos que dan sentido a su vida.

11. Puede afrontar con seguridad y es capaz de vencer a las adversidades y frustraciones con que se encuentre en su camino aunque hayan sido negativas.

12. Tiene la capacidad de complementar polos opuestos: lo cognitivo y lo emocional, la soledad y la compañía, la tolerancia y la exigencia, los derechos y los deberes.

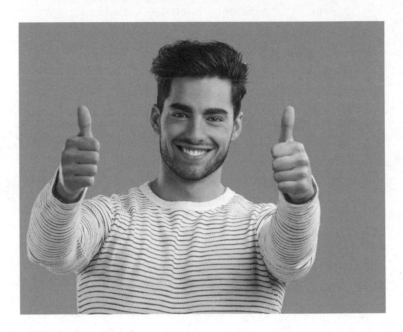

Trabajar en el autoconocimiento

Un instrumento interesante para reflexionar sobre el conocimiento de uno mismo es la llamada «ventana de Johari», elaborada por los autores Joseph Luft y Harry Ingham. Según éstos, pueden distinguirse cuatro zonas distintas cuya existencia conviene conocer para poder trabajar en el autoconocimiento.

Estas zonas son:

	Conocido por uno mismo	Desconocido por uno mismo
Desconocido por los demás	Abierta	Ciega
Conocido por los demás	Oculta	Desconocida

El área abierta o plena luz es aquella parte de uno mismo que es conocida por sí mismo y por los demás. Es una zona caracterizada por el libre intercambio de información entre yo y los demás. Los comportamientos y pensamientos en esta zona son públicos. Según aumenta la confianza en otra persona, esta zona aumenta así como aumenta en la medida en que se comparten más informaciones importantes de carácter personal.

La zona ciega está formada por aquello que uno ignora de sí mismo pero que, sin embargo, es conocido por los demás. Pueden ser costumbres, modos de reaccionar, algo de lo que no somos del todo conscientes, como nuestra manera de actuar, el modo de hablar o el estilo de relacionarnos con los demás.

La zona o área oculta contiene informaciones que no deseo que los demás conozcan, quizá por miedo a revelar los propios sentimientos o opiniones, con el riesgo de que esto pueda provocar reacciones en los otros. Se trata de defenderse para no ser valorado negativamente.

La zona desconocida contiene aquello de uno mismo que ni la propia persona ni los demás conocen. Pueden haber aquí motivaciones desconocidas o inexploradas, dinámicas personales que no se hacen conscientes, secuelas de antiguas experiencias afectivas o potencialidades latentes aún por descubrir.

La inteligencia emocional y social: el modelo Bar-On

Reuven Bar-On toma como base en sus escritos el modelo de Salovey y Mayer, que describe la inteligencia emocional y social como un conjunto de conocimientos y habilidades en lo emocional y social que influyen en nuestra capacidad general para afrontar efectivamente las demandas en nuestro medio. Dicha habilidad se basa en la capacidad del individuo de ser consciente, comprender, controlar y expresar sus emociones de manera efectiva.

Reuven Bar-On

Reuven Bar-On, doctor en Psicología, lleva desde el año 1980 volcado en la conceptualización, investigación y aplicación de la inteligencia emocional. En 1985 acuñó el término EQ (Coeficiente emocional) como sistema de medida de la competencia emocional y social. Su modelo ha sido recogido en la *Encyclopedia of Applied Psychology*, como una de las tres principales aproximaciones al constructo de la IE. Es coautor del *Handbook of Emotional Intelligence* y los test que ha desarrollado para la medición de la IE se utilizan en todo tipo de organizaciones en diferentes países. Entre otros, el Dr. Bar-On ha participado en investigaciones que muestran la correlación entre la IE y la eficiencia en el liderazgo.

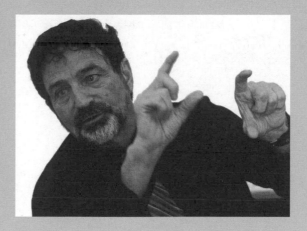

El modelo de Bar-On se fundamenta en las competencias que tratan de explicar cómo un individuo se relaciona con las personas que le rodean y con el medio ambiente. Por tanto, la

Marian Glover

inteligencia emocional y la inteligencia social serían consideradas como un conjunto de factores de interrelaciones emocionales, personales y sociales que influyen en la habilidad
general para adaptarse de manera activa a las presiones y
demandas del ambiente.

El modelo Bar-On está compuesto por cinco elementos:

- el componente intrapersonal, que reúne la habilidad
  de ser consciente, de comprender y de relacionarse
  con los otros.
- el componente interpersonal, que implica la habilidad
  para manejar emociones fuertes y controlar sus impulsos
- el componente de manejo del estrés, que involucra la
  habilidad de tener una visión positiva y optimista.
- el componente de estado de ánimo, que está consti-
  tuido por la habilidad para adaptarse a los cambios
  y resolver problemas de naturaleza personal y social,
- el componente de adaptabilidad o ajuste.

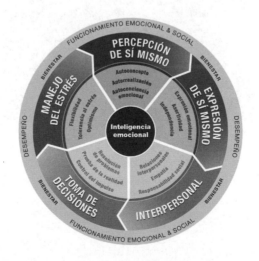

Reuven Bar-On dividió las capacidades emocionales en dos tipos principales:

- ❖ las capacidades básicas, esenciales para la inteligencia emocional: son la autoevaluación, la autoconciencia emocional, la asertividad, la empatía, las relaciones sociales, saber afrontar las presiones, controlar los impulsos, solucionar problemas en suma.

- ❖ las capacidades facilitadoras: el optimismo, la autorrealización, la alegría, la independencia emocional y la responsabilidad social.

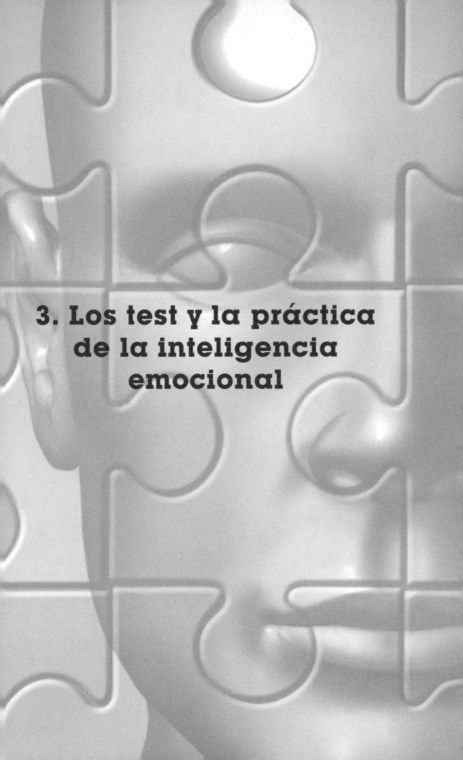

3. Los test y la práctica de la inteligencia emocional

El primer test de inteligencia moderno se hizo en 1905. A pesar de ello, la psicología moderna no ha conseguido ponerse de acuerdo para consensuar una única definición de inteligencia, aunque todas ellas engloben la idea de que es la capacidad para responder de la mejor manera posible a las exigencias que el mundo moderno nos presenta.

Historia de una prueba (casi) definitiva

Al hablar de coeficiente de inteligencia y de los test que lo evalúan normalmente se suele pensar en personas de intelecto elevado, en genios. Pero estos test no empezaron a desarrollarse para reconocer a personas geniales sino para filtrar a aquellas otras que presentaban carencias intelectuales. Las pruebas de inteligencia actuales aún dependen un tanto de esa concepción.

El primer test para desarrollar un test de inteligencia lo realizó el francés Alfed Binet a principios de siglo XX. Debía encontrar un método para detectar lo más prematuramente posible a aquellos alumnos que no pudieran responder a las exigencias del colegio con el fin de que estos recibieran atenciones especiales y no se les exigiera según las normas escolares. Binet desarrolló unos test y desde entonces se definió

Marian Glover

la inteligencia en relación con poder ir más o menos bien en la escuela.

Test de Stanford-Binet

Alfred Binet fue un pedagogo y psicólogo francés cuyos trabajos impulsaron la psicología experimental y la convirtieron en un instrumento fundamental para el desarrollo educativo. Nacido en Niza en 1857, fundó *L'Année Psychologique*, primera revista francesa dedicada a la psicología.

Binet comprobó que no se podía evaluar la inteligencia midiendo atributos físicos, como el tamaño del cráneo, la fuerza con que se aprieta al cerrar el puño, etc. Rechazó, pues, el método biométrico por el que abogaba sir Francis Galton, proponiendo en cambio un método de ejecución en el cual la inteligencia se calculaba sobre la base de tareas que exigían comprensión, capacidad aritmética, dominio del vocabulario, etc.

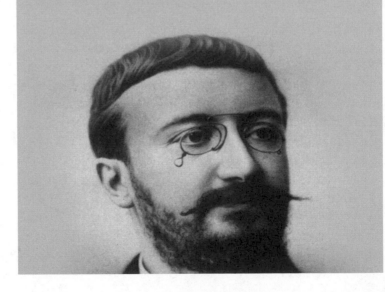

> Binet introdujo el concepto de edad mental, o capacidad promedio que se supone posee un individuo (y en particular un niño) en una edad determinada. Este concepto llevó más adelante al de cociente de inteligencia. Utilizó un criterio estadístico para medir la inteligencia y le llamó Cociente de Inteligencia (CI), que se calcula dividiendo la edad mental entre la edad cronológica y multiplicando por cien.
>
> En 1916 estas pruebas se tradujeron al inglés y pasó a llamarse Test de Stanford (porque se tradujo en esta Universidad) o Test de Stanford-Binet.

El segundo gran paso de los test de inteligencia se produjo cuando Estados Unidos participó en la Primera Guerra Mundial. Tierra de inmigrantes, muchos estadounidenses que se alistaban en el ejército, apenas hablaban inglés.

Para la formación de un ejército era necesario encontrar un procedimiento que permitiese saber de manera rápida y asequible si un recluta estaba realmente en condiciones de cumplir con las instrucciones militares, orientándose la selección a los menos dotados.

Alfred Binet escogió problemas que pudieran ser resueltos por el término medio de sus alumnos de un determinado nivel escolar. Así, vio que en algunos chicos y chicas la edad intelectual se correspondía con la edad real. Pero que en otros, la edad intelectual era superior a la edad real. Y aún había un tercer grupo para los que su inteligencia estaba por debajo de su edad real.

El creador de cociente de inteligencia

El psicólogo alemán William Stern aplicó una sencilla fórmula al grado de inteligencia descubierto por Binet, por lo que Stern ha sido considerado el creador del cociente de inteligencia.

Stern definió el cociente intelectual como la edad mental dividida por la edad real y multiplicada por 100. Así, se obtenía un número, en función del cual se obtenían estos resultados:

- Entre 0 y 24: Deficiente mental, dificultades para hablar y no pueden asumir las funciones vitales.
- Entre 25 y 49: Retrasados. Son personas que pueden hacer las funciones vitales por sí solos pero poco más. Dificultad para los estudios primarios.
- Entre 50 y 69: Son débiles mentales. Si se esfuerzan podrían conseguir estudios elementales. Si se obtiene menos de esta puntuación se considera que se tiene un nivel deficiente e incluso con un retraso mental.
- Entre 70 y 79: Casos límites. A pesar de su bajo CI pueden acabar estudios primarios y secundarios, pero fracasan en estudios superiores incluso con un gran esfuerzo.
- Entre 80 y 89: Normales-mediocres. Son personas con escasas capacidades mentales, aunque con esfuerzo pueden lograr acabar estudios medios e incluso universitarios, pero con retraso. Por debajo de estas cifras se está por debajo de la media de las personas normales.
- Entre 90 y 109: Nivel normales-medios. La mayoría de las personas suelen tener este coeficiente intelectual. La mitad de la población consigue este nivel.

- Entre 110 y 119: Nivel normal-superior. Suelen tener este coeficiente las personas que acaban estudios universitarios.
- Entre 119 y 129: Nivel superior. Personas con muy buenas capacidades mentales e intelectuales.
- Entre 130 y 139: Nivel muy superior. Suelen tenerlo las personas que logran éxitos profesionales y académicos.
- Superior a 140: A partir de aquí se puede considerar un superdotado.

El significado de la inteligencia emocional se ha ido conociendo más en los últimos tiempos gracias al progreso de la neuropsicología. Aún con eso, los test actuales quedan lejos de un test de coeficiencia emocional científico y apto que pueda ser tan sencillo y factible como los test de Alfred Binet o los del ejército de los Estados Unidos durante la Primera Guerra Mundial.

Por suerte, la naturaleza nos ha dotado de la inteligencia emocional, un concepto que se ha impuesto con total rotundidad. Ésta está marcada por:

- decisiones extremadamente rápidas y
- decisiones confusas para nosotros mismos pero que se muestran absolutamente correctas.

Como los hombres de las cavernas, aún hoy en día analizamos:

- si el lugar en el que nos encontramos es peligroso o no,
- si las personas que nos rodean son amables o son amenazadoras,

- juzgamos a las personas a partir de la primera impresión,
- y a menudo tomamos decisiones sin haber analizado todos los factores o pensado en todas las consecuencias.

La inteligencia emocional y el cociente intelectual se complementan. Ambos se adecuan perfectamente a la definición de inteligencia como la capacidad para responder de la mejor manera posible a las demandas que el mundo nos presenta.

Inteligencia de Coeficiente intelectual	Inteligencia de Coeficiente emocional
reflexión, meditación	relacionarse
acumulación de datos	hallazgo de nuevas ideas
conocer el significado	establecer nuevos significados
decidir según la lógica	decidir a partir de intentos y errores
tiempo y calma	rapidez e impaciencia
desde la cabeza	desde lo más profundo del pecho
datos consistentes	información maleable
analítico	globalizador
dirigido por la razón	orientado a los sentimientos
hemisferio izquierdo	hemisferio derecho
si y pero	aquí y ahora
sopesar	decidir espontáneamente
pensar	sentir
examinar, revisar	creer firmemente en las propias decisiones
palabras y cifras	personas y situaciones
comprender el pasado	actuar de cara al futuro

lógica	lógica psíquica
frío, definido	cálido
distanciado	integrado
egocéntrico	orientado a la colectividad
aislado	vinculado
masculino	femenino
intelecto	sentimiento
formación intelectual	formación sensitiva

Emociones y sentimientos

El término emoción deriva del latín *movere* (mover) y el prefijo *ex* (hacia fuera). La palabra emoción se usa a menudo como equivalente de «sentimiento». Existe un número infinito de sentimientos: alegría, afecto, odio, satisfacción, vergüenza, preocupación, decepción, pánico, rabia... La psicología moderna cree que sólo hay unos pocos sentimientos básicos que, mezclados, originan toda la variedad de sentimientos, de igual manera que el espectro de colores surge a partir de los colores básicos (rojo, amarillo y azul).

Daniel Goleman pone como ejemplo ocho sentimientos básicos que desarrolla a partir de los sentimientos básicos mencionados por el psicoterapeuta alemán Harlich Stavemann.

Sentimientos según Goleman	Sentimientos según Stavemann
cólera	enfado
tristeza	tristeza
temor	miedo
felicidad	alegría
amor	afecto

asombro	repulsión
vergüenza/culpa	depresión

Muchos sentimientos se originan a partir de mezclas de estos sentimientos básicos, por ejemplo los celos como mezcla de afecto, miedo y enfado. Goleman entiende emoción como:

- un sentimiento que afecta a los propios pensamientos
- estados psicológicos
- estados biológicos
- voluntad de acción

En consecuencia, el sentimiento de los celos afectaría a:

- el pensamiento
- el estado psicológico: enervación, desaliento
- el estado biológico: alteraciones internas, trastorno circulatorio, nerviosismo
- voluntad de acción: atentar contra la propia vida, la pareja o el rival

La variedad de sentimientos, así como los pensamientos, los estados psicológicos y biológicos y la voluntad de acción que provoca cada sentimiento concreto hacen que se trate de un tema harto complejo. Los sentimientos no se pueden separar de los pensamientos. Los primeros siguen una lógica psíquica, concluyente incluso cuando parece ilógica y sin aparente razón.

Se han descifrado en parte la lógica de los sentimientos y todo el campo de los trastornos psíquicos puede ser tratado terapéuticamente mediante los pensamientos que siguen a nuestros sentimientos. Esto sucede en la terapia cognitiva del comportamiento, lo que puede ayudar a las personas en pocas horas sin necesidad de que deban ir constantemente de médico en médico. Por eso, el terreno de los trastornos psíquicos se convierte también en un tema de inteligencia emocional.

Los sentimientos se pueden sobreponer a los estados de ánimo y, a menudo, éstos duran mucho más que los primeros.

El temperamento se puede definir como la disposición a que aparezcan determinados sentimientos y estados de ánimo. Por ejemplo, algunas personas tienen predisposición a la melancolía. A todos estos desafíos se enfrena la inteligencia emocional.

Para qué sirven los test de inteligencia emocional

Hoy en día, la mayoría de las escuelas de negocio del mundo hacen que los alumnos interesados en estudiar en ellas, tengan que pasar algún tipo de test de consideración emocional. Esto se debe a que la capacidad de liderazgo requiere, entre otras consideraciones:

- A personas que sepan leer con precisión.
- Entiendan y manejen las emociones propias y ajenas.
- Sepan comunicarse efectivamente.
- Se adapten rápidamente a los cambios y las diferencias.

No es fácil encontrar personas que acierten al tratar de estimar su inteligencia emocional. Aquí es donde el test cobra suma importancia:

- Por una parte, para las organizaciones, escuelas y empresas que quieren evaluar el potencial de un candidato, haciendo una aproximación de la efectividad con que podrá desarrollar sus competencias en el futuro.

- Por otra, para el propio individuo que, conociendo sus puntos débiles puede trabajar sobre ellos para mejorar, como persona y también como profesional.

Los psicólogos y especialistas han desarrollado en los últimos años diversos métodos que permiten evaluar partes de su personalidad, en vez de abordarla como un todo, dificultando la extracción de conclusiones y la interpretación de resultados. Un test de inteligencia emocional se distingue de otras herramientas similares por:

- Ser capaz de medir una parte específica de la personalidad.
- Dirigirse por completo al estudio de esa condición o característica que se desea analizar, no siendo aplicable a la medición de otros campos.
- Componerse de un tipo particular de prueba enfocada a la medición de la inteligencia.

Existen dos tipos de test de inteligencia emocional:

- Las pruebas específicas de habilidad: que miden una habilidad específica clave relacionada con la inteligencia emocional, como puede ser la capacidad para identificar con precisión la emoción en los rostros.
- Los test de integración general: a través de los que se somete a pruebas a una serie de habilidades de inteligencia emocional específicas para proporcionar una visión global de la inteligencia emocional de un individuo.

De todas formas, el tipo de test de inteligencia emocional más aplicado por la cantidad de datos que aporta y su complejidad es la llamada escala de inteligencia emocional multifactorial. En esta prueba se miden las cuatro ramas desarrolladas por Salovey y Mayer, que son:

- La identificación de las emociones: estudia la capacidad de reconocer los propios sentimientos y los de las personas más cercanas.
- El uso de emociones: evalúa la capacidad de generar una emoción y luego la habilidad de gestionarla de forma racional.
- La comprensión de las emociones: analiza la capacidad de comprender las emociones complejas y las cadenas emocionales, es decir, el proceso mediante el que las emociones evolucionan de una etapa a otra.
- La gestión de las emociones: investiga la capacidad del individuo para gestionar de manera efectiva sus propias emociones y las de los demás.

La inteligencia y la sabiduría emocional

Para desarrollar la inteligencia emocional debemos:

- Ser conscientes de qué emociones habitan en nosotros, identificar qué sentimos y ser capaces de verbalizarlo. Una buena percepción consiste en interpretar y vivir los sentimientos adecuadamente, evitando la impulsividad.
- Ubicar las emociones al servicio del pensamiento, facilitando mejores decisiones y razonamientos ilegales.

- Estar atentos a nuestra situación emocional, integrarla en nuestro pensamiento y ser conscientes de la complejidad de los cambios emocionales.

En cambio, para alcanzar la sabiduría emocional, es importante priorizar el cuidado del cuerpo, descansando lo suficiente, ya que de nuestra nutrición depende nuestro estado físico, mental y emocional.

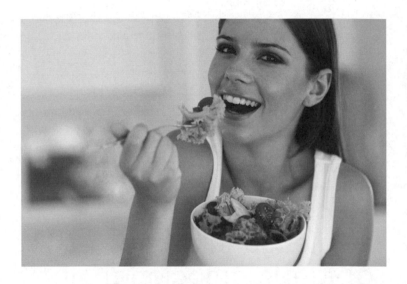

- Es preciso buscar el sentimiento en el cuerpo y no en la mente, concentrándonos sobre el lugar en el que tenemos la sensación de la emoción.
- Desarrollar un cierto «músculo emocional» puede servir para concentrarnos en la experiencia emocional y vivir el momento a través de la conciencia emocional. Aceptar todo lo que se siente, tolerando sentimientos que no necesariamente producen emociones positivas.

- Abrir el corazón a los demás, introduciendo la capacidad de sentir el amor.
- Realizar trabajos que nos hagan sentir útiles e importantes, dejando que los sentimientos influyan en nuestras elecciones y dejando que inspiren nuestras acciones.
- Escuchar con empatía, abriendo los ojos, el corazón, el estómago, y otras partes del cuerpo.
- Decir siempre cómo nos sentimos, ya que los sentimientos profundos son una fuente de fuerza e inspiración. Los mensajes enviados desde el corazón traspasan las barreras intelectuales.
- Utilizar los cambios como una oportunidad para madurar a través de la energía que proporciona la pasión, la cual nos ayuda a seguir madurando y nos proporciona el medio para poner en práctica el cambio curativo.
- No desdeñar el humor, hacer que conviva con nosotros. La risa es el ingrediente fundamental para equilibrar la cabeza y el corazón.

La inteligencia espiritual es similar a la inteligencia emocional, pero llevada a un plano más profundo: es preciso ser conscientes de nuestras emociones pero también de nuestro espíritu. Manejar uno u otro indistintamente pero entendiendo que formamos parte de un todo.

Al nacer, lo hacemos cargados de cierta energía espiritual, pero a medida que el cuerpo crece se pierde esa frescura inicial. Las personas con inteligencia espiritual son conscientes de que son algo más que cuerpo, mente y emociones. Además, saben incorporar en cada uno de sus actos cualidades como la compasión, el amor, la felicidad o la paz.

La práctica de la inteligencia emocional

Existen numerosas maneras de desarrollar la inteligencia emocional. Lo importante es pensar que todos podemos ser emocionalmente inteligentes, sólo se trata de llevar a la práctica ciertas pautas. Usarlas adecuadamente puede ser el camino para llegar a la meta.

- Identificar y manejar las emociones adecuadamente: Es importante tratar siempre de reconocer cuál es la emoción que está predominando en determinado momento, especialmente cuando uno se siente mal.

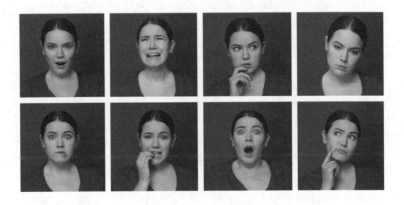

Hay que preguntarse si se trata de rabia o de ira o tal vez se trate de una incontrolable ansiedad. Son sentimientos estos que tienen la misma base y se manifiestan de forma similar. Cuando se ha identificado lo que se siente es cuando se pueden comenzar a controlar las emociones. Sentir mucha rabia en esas situaciones no arrojará ningún resultado positivo.

- Tratar de comprender siempre la causa de las emociones: Merece la pena tomarse siempre unos minutos para tratar de comprender la causa de las emociones propias y también las ajenas. Comprender el porqué de estas emociones propias y también las de los otros ayuda a entender el modo de actuar y evita prejuicios. Con el tiempo y algo de práctica se pueden identificar y comprender la causa de las emociones.

- Hablar con libertad: A la mayoría de las personas les resulta más sencillo hablar de lo que piensan que de lo que sienten. Pero si se consigue hablar de lo que se siente, siempre será más fácil poder transformar los sentimientos. Cuando el ser humano se siente feliz, no suele tener dificultades para expresarlo. El problema aparece cuando se atraviesa una situación conflictiva y se tratan de esconder los sentimientos.

Hablar de lo que se siente no significa exponer la vida personal en público, significa hacer emerger lo que nos hace sentir mal para analizarlo y tratarlo.

- Valorar y reconocer lo bueno del otro: Para los seres humanos, es más fácil criticar que reconocer virtudes en los demás. Aprender a reconocer y tomar lo bueno del otro no solo es un gesto de grandeza que nos enriquece como persona sino que además puede capitalizarse con las experiencias propias.

- Mantener la calma cuando aparezca la ira o la ansiedad: Lograr tener la situación controlada en momentos de ira o de nerviosismo extremo no es tarea fácil. Lo mejor es dejar pasar un tiempo, reflexionar y actuar cuando la situación se haya calmado.

- Esforzarse por eliminar lo negativo: Es mejor erradicar los pensamientos y emociones negativas. Hay que trabajar los hábitos que nos conducen a pensar de manera positiva. Los sentimientos negativos nos estancan y nos envuelven en un ambiente enfermizo: desencadenan emociones como la tristeza o la rabia, que no aportan nada bueno.
- Ser agradecido con los demás: Ser agradecido con la vida y con las personas ayudará a sentirse mucho mejor.

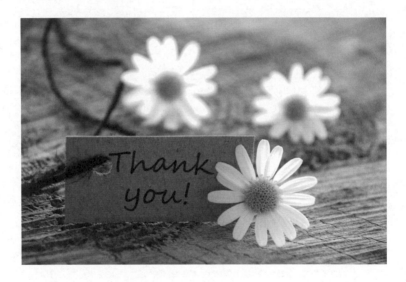

- Contemplar siempre la posibilidad de cambio: Es una buena estrategia estar siempre abierto al cambio cuando las cosas van mal. Lo primero es identificar el origen del conflicto, saber si es emocional o no, si ha sucedido con anterioridad o es la primera vez que sucede. Después, comenzar a buscar una solución.

Cualquier cambio supone siempre riesgos, es evidente, y salir de la zona de confort cuesta. Si embargo, salir de ese círculo vicioso es la única manera de crecer. El esfuerzo es la base de cualquier logro.

La inteligencia emocional en las relaciones laborales

El proceso para manejar las relaciones interpersonales es muy importante en los lugares de trabajo, porque es allí donde la gente pasa buena parte de las horas del día. En ocasiones, esta interacción puede ser productiva, pero en otras puede ser un auténtico calvario.

De ahí que sea tan importante desarrollar una gran capacidad para aprender sobre el comportamiento humano y las dinámicas de grupo. Estas relaciones no pueden pasar desapercibidas en la consecución de metas y objetivos. Hay personas, con excelente preparación, que no saben desarrollar la capacidad de convocatoria ni ejercer la influencia necesaria para lograr que sus equipos de trabajo alcancen las metas establecidas. Esto es así porque su inteligencia emocional es muy pobre, ya que no han creado la necesaria conciencia tanto en las emociones individuales como en las grupales.

En ese sentido, es fundamental poseer la capacidad para desarrollar el potencial de los otros. En el mundo laboral moderno, los encargados de gestionar equipos han de estar dispuestos a facilitar los conocimientos y las destrezas necesarias para que las personas crezcan y fortalezcan sus talentos.

La influencia es otro de los elementos que ayuda a fortalecer la capacidad de manejar las relaciones de grupo. Un líder ha de ser capaz de hacer que sus subordinados se identifiquen con las metas y objetivos de la organización.

Manejar conflictos se ha convertido, pues, en una de las competencias más importantes dentro de los lugares de trabajo. Quienes trabajan en grupo tienen que saber cómo trabajar los conflictos y facilitar las soluciones. Para ser un líder hay que desarrollar al máximo el potencial de inteligencia emocional. El reto no estriba únicamente en influir en las personas para lograr metas y objetivos en la organización, sino en tener la capacidad de autoanálisis y control propio, ya que –no hay que olvidarlo– el líder es el modelo y ejemplo en el que se miran muchas personas. Un líder debe ser un agente catalítico del cambio que ha de servir para inspirar y ayudar a otros a manejar el estrés y los imprevistos que genera el mismo.

Las personas emocionalmente inteligentes pueden desarrollar relaciones constructivas y duraderas. Nuestra capacidad para manejar relaciones que redunden en confianza y confiabilidad pueden suponer la diferencia en momentos críticos donde se requiera un alto compromiso de parte de un equipo de trabajo.

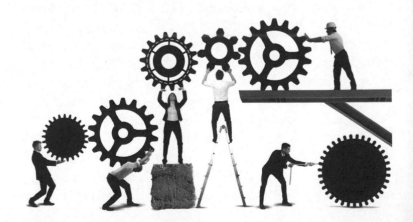

Cuando las personas tienen el potencial y la capacidad para trabajar en equipo, resulta más sencilla su integración en diferentes proyectos y actividades importantes para la organización, que para aquellas otras que están más acostumbradas en el trabajo individual.

- Aunque se suela decir que en el trabajo debemos dejar a un lado las emociones, lo cierto es que no es correcto. Si dejamos a un lado estas emociones, no comprenderemos nunca nuestros estados de ánimo. Si estamos tristes o enfadados, transmitiremos una imagen incomprensible para el resto, que no sabrá en ningún momento qué nos sucede. Por este motivo, la inteligencia emocional en el trabajo es esencial.

- Si no aplicamos la inteligencia emocional en terceros, nunca sabremos a que se deben determinados comportamientos, llegando incluso a tomarlo como algo personal algunas contestaciones desafortunadas que podrían ser explicadas perfectamente.

- Es esencial tener una buena comunicación con todo el mundo. Comunicándonos, lograremos descubrir todo lo que necesitamos para poner a trabajar nuestra inteligencia emocional.

- Existen varias herramientas dentro de la inteligencia emocional que nos ayudarán a manejar todo este mundo de sentimientos. Por ejemplo, es importante exteriorizar. Para ello, es fundamental transmitir con toda claridad que nos sucede, pensamos, queremos o sentimos. De esta forma los compañeros nos comprenderán.

- Es importante también la atención dinámica. No se trata de escuchar sin más, la otra persona debe saber que nos está interesando lo que dice.

- En vez de discutir sin más, debemos poner en práctica la asertividad. La asertividad defiende un comportamiento comunicacional en el que nunca nos mostraremos agresivos ni pasivos. Daremos nuestro punto de vista al mismo tiempo que nos pondremos en el lugar de la otra persona. Así, nuestras críticas serán aceptadas mucho mejor.
- La empatía es importantísima. Debemos ser empáticos con nuestros compañeros, así lograremos ver las perspectivas de los mismos y obtendremos más información acerca de sus sentimientos.

Fortalecer la organización

Las organizaciones modernas han tenido que aprender un modelo donde todo lo que se aprende dentro de ellas se convierte en activos importantes para lograr sus metas y objetivos.

Es importante crear una cultura organizativa donde el desarrollo y el uso constante del conocimiento se convierten en la base para crear riqueza. Las organizaciones que estén constantemente produciendo, analizando y manejando adecuadamente el conocimiento, se convertirán en organizaciones de aprendizaje.

Peter Senge, director del Centro de Aprendizaje Organizacional del Instituto Tecnológico de Massachusetts define los elementos para que una organización evolucione y siga existiendo.

- Dominio personal: Hace referencia a la capacidad para hacer bien las cosas; y tener definida y con sentido de trascendencia la visión personal. Con el fin de lograr los resultados personales.

- Modelos mentales: Nuestra comprensión de las cosas parte de los paradigmas que tenemos, desde individuo hasta como organización. Conociendo nuestros paradigmas organizacionales se abre la opción para una expansión paradigmática. Muy similar a la idea de que para mejorar algún aspecto, es necesario primero reconocerlo.

- Visiones compartidas: Este elemento busca el compromiso de todos los que pertenecen a la organización por la razón de querer alcanzar un propósito mayor al que están trabajando.

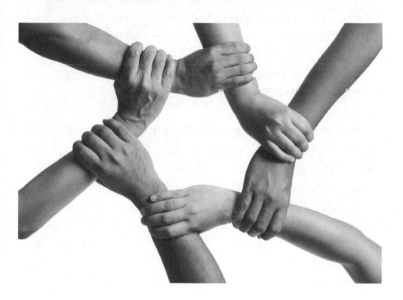

- Aprendizaje en equipo: El individualismo de modelos pasados se cambia por un nuevo modelo de equipo. La sinergia de un equipo de trabajo ya no es suficiente, sino que ese grupo aprenda para adaptarse a diversas situaciones del futuro. Las organizaciones sólo aprenden a través de individuos que aprenden. El aprendizaje individual no garantiza el aprendizaje organizacional, pero no hay aprendizaje organizacional sin aprendizaje individual. Cuando los equipos aprenden de veras, no sólo generan resultados extraordinarios sino que sus integrantes crecen con mayor rapidez.

- Pensamiento sistémico: La quinta disciplina hace ver que todo importa y está relacionado entre sí. Dentro de la dirección de una organización, no podemos permitirnos ver las cosas de manera separada o aislada.

La información es un elemento de poder. Y uno de los problemas a los que se enfrenta cualquier organización es cuando sus individuos no comparten la información. Las personas poco seguras de sí mismas y temerosas de que otras puedan competir por su puesto son las suelen recurrir a estas artimañas. También hay personas que tratan de hacerse indispensables en su área de trabajo.

Un líder tiene la responsabilidad de fomentar una cultura organizativa que recompense el intercambio de conocimientos y destrezas.

Las personas emocionalmente inteligentes no encuentran dificultades a la hora de facilitar información a los otros. La seguridad y confianza que desarrollan las hace sentir cómodas al compartir la información que poseen. Son personas que suelen ser aprendices constantes, siempre tratan de incorporar nuevas destrezas y habilidades para aplicar al mundo del trabajo.

Para el éxito total de una organización es necesario que todos los empleados desarrollen la mentalidad de compartir los conocimientos y hacerlos parte del arsenal de información.

Los empleados harán así su trabajo más rápida y efectivamente.

Cada persona que conocemos en el ámbito laboral tiene el potencial de enseñarnos algo. La única persona responsable de querer aprender de otros es uno mismo: una mala actitud es el único obstáculo que se interpone entre una persona y la capacidad de aprender y mejorar.

En ocasiones, el ego es un obstáculo para el aprendizaje, dejando de ser su mejor aliada para pasar a ser su peor enemigo.

La persona que posee un alto nivel de competencias tiende a mantener un ego saludable para aceptar que desconoce algo y hacer las preguntas necesarias que le ofrezcan los conocimientos o las destrezas que necesita.

Y los líderes que han desarrollado sus competencias de inteligencia emocional entienden que, en la medida que desarrollan a otros, ellos mismos se fortalecen y se afianzan como líderes. La capacidad para desarrollar a otros requiere de un cierto grado de introspección y de control del ego. Un líder que ayuda al desarrollo de sus subordinados no posee el temor a que otros le suplanten, ya que se sienten seguros de sí mismos, son personas competentes y aprenden continuamente.

Saber motivar a los demás

Las ideas creativas y novedosas no son exclusivas de los líderes. Antaño parecía que la única persona con la prerrogativa de influir en los demás tenía que ser el responsable de un departamento o de una organización. Hoy en día se reconoce que influir en otro es un imperativo de todo tipo de empleado. Lo importante, de todos modos, es que la persona pueda convencer a otros de cualquier idea se puede diseminar y llegar hasta noveles gerenciales. Así pues, la capacidad de influir en las actitudes, los sentimientos y las conductas de otros es una tarea de todos.

La influencia permite que las personas se convenzan de que hay que hacer las cosas de determinada manera y hay que cambiar las actitudes, sentimientos y conductas. La persuasión produce un cambio o algún tipo de transformación que redunda en un estado diferente de las cosas.

Cuando creemos que algo es lo correcto debemos tener la capacidad de transmitir esa idea a otros y persuadirlos de la veracidad de nuestro planteamiento.

A pesar de que las empresas modernas requieren que todos los empleados sean agentes de influencia, la realidad es que no todas promueven ese tipo de comportamiento. Los líderes siguen siendo las personas que tienen el trabajo de influir y convencer a los demás. Y la situación puede tornarse crítica cuando los líderes no tienen la capacidad de influir en sus empleados y optar por usar la represión para que las personas hagan lo que se les dice.

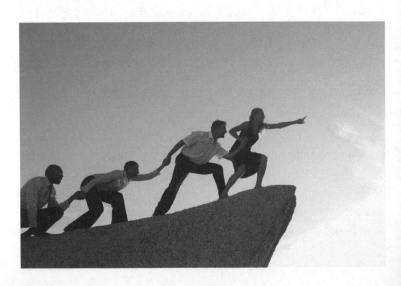

Aplicar la inteligencia emocional en el trabajo

Para poder aplicar bien la inteligencia emocional en el trabajo, es importante tener en cuenta que:

- Analizarse uno mismo, para saber qué cosas te pueden hacer reaccionar emocionalmente y de qué manera, para tratar de mejorar y cambiar esas reacciones.

- Aprender a escuchar, que no es lo mismo que oír. Hay que saber escuchar cuando un compañero plantea un problema, y si se duda, se pregunta para aclarar. Esto le ayudará a tomar decisiones concretas y claras.

- Saber interpretar el lenguaje corporal de los demás. No siempre las palabras coinciden con lo que dice el cuerpo, la mirada o los gestos. Ello puede ir en contra de uno.

- Saber qué cosas causan estrés. Le servirá para evitar esas emociones repentinas que puedan frustrarle el día o su trabajo.

Las personas persuasivas exhiben una confianza que denotan que están al cargo de una organización. Suelen usar los indicadores de actitud y de lenguaje corporal. Con estos elementos, proyectan un sentido de autoridad, estado, posición, enfoque y tono de voz que denota seguridad.

Otra característica de la que gozan las personas persuasivas es la rapidez en la toma de decisiones y en la actuación. Este tipo de personas buscan resolver cualquier situación donde faltan elementos o donde falla el liderazgo de otros.

Las personas que persuaden, además, gustan de asumir su cargo, pero disfrutan estableciendo relaciones de compañerismo y trabajo en equipo. Delegan con cortesía y respeto, haciendo que otros se sientan importantes y apreciados. Su visión y sentido de misión facilitan que otros se entusiasmen con ellos, sean influenciados y les sigan como modelo.

Para que una persona pueda decirse que es emocionalmente inteligente en el trabajo es preciso seguir una serie de pautas:

- No se calle. Diga lo que piensa, siempre desde una crítica constructiva.
- Razone su punto de vista y ofrezca alternativas.
- Asuma el riesgo de parecer imperfecto. Exteriorice sus emociones y aprenda a canalizarlas.
- Dé las gracias y reconozca en los demás el trabajo bien hecho.
- No más jornadas maratonianas. Aproveche mejor el tiempo. Tome pausas estratégicas cada 30 minutos.
- Descubra su ritmo natural y evite interrupciones.
- Practique ejercicio físico. Haga estiramientos durante las pausas. Si trabaja en un lugar cerrado, baje tres veces al día a respirar aire fresco.
- Déjese llevar por su intuición práctica. No lo deje todo en manos de los analistas.
- Tenga sentido del oportunismo.
- Libere su creatividad. Si el ambiente de trabajo no lo permite, hágalo en su tiempo libre.
- Aprenda a trabajar en grupo. No se aísle. Adquiera un compromiso común y dialogue.
- Sepa escuchar si es usted un líder en su organización. Acepte las críticas y póngase en el lugar del otro.
- Practique la empatía de modo regular.
- Ejerza influencia sin autoridad. Sea un mentor y al mismo tiempo un ejemplo a imitar. Comience una crítica

por un aspecto positivo. Jamás humille a sus empleados.

Un líder tiene que ser confiable y creíble, para influir positivamente en sus subordinados. La confianza hace que los seguidores se sientan cómodos al seguir a su líder. Un líder es confiable también cuando es discreto ante lo que escucha de sus subordinados y mantiene la información de manera confidencial para beneficar a su equipo de trabajo.

Ser confidente de los miembros del equipo de trabajo hace que cada uno de ellos tenga confianza en su líder en el plano individual.

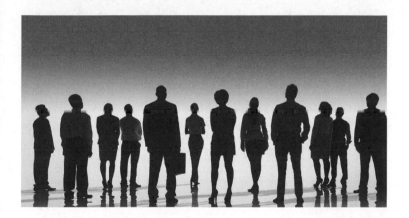

Cuando los resultados son buenos, las personas confían en las decisiones de su líder. Cuando los resultados no son los esperados, el liderazgo se va socavando hasta que afecta totalmente. Por tanto, la capacidad de influir en otros por parte del líder también afecta.

La influencia en el liderazgo es una de las herramientas más importantes que tienen los individuos que dirigen grupos. La influencia hace que las personas sean convencidas de que tienen que llevar a cabo unas actividades y que éstas conllevan los resultados previamente establecidos por el líder y su grupo. Se ha de ser capaz de involucrar a los demás en determinados proyectos. La influencia es una de las características que debe definir a un buen líder.

Entre otras cosas, el liderazgo es sinónimo de influencia. Pero no solamente influimos en los otros, también nos vemos influenciados por el resto de personas. Las personas que influyen en los otros dejan una marca emocional en éstos que puede durar toda una vida. De ello se deduce que la influencia es sumamente importante para el liderazgo en las organizaciones.

La influencia es una capacidad que se puede desarrollar. La clave estriba en comunicarse de manera efectiva para lograr reconocimiento y que ese reconocimiento sirva para influir en los otros.

Una persona influyente no es sólo un buen comunicador, sino que también debe compartir la información verdadera con los otros. Y es que muchos líderes han perdido la capacidad de influir, debido a que, después de haber compartido la información con otros, luego se demostró que era falsa. A partir de ese momento, su capacidad de influir queda afectada. No se puede mentir con el fin de conseguir unos objetivos determinados.

Las personas emocionalmente inteligentes suelen realizar un autoanálisis de las cosas que tienen que hacer para lograr sus metas y objetivos. Es importante, pues, que las personas que de verdad desean influir en otros y lograr resultados positivos, utilicen la verdad como su norte principal.

Así, para influir en los otros:

- Debe identificar su potencial como agente de influencia.

- Debe pensar en el beneficio que tendrá para todos las ideas que desea presentar.
- Las ideas se han de presentar con pasión y mucho entusiasmo.
- La verdad ha de ser la premisa fundamental sobre la debe girar toda organización.
- Cualquier persona al cabo de una organización debe ser un modelo sobre las personas en las que se desea influir.
- El mensaje ha de ser claro, preciso y conciso.

La inteligencia emocional y el trabajo en equipo

El trabajo en equipo es una de las estrategias más utilizadas en las organizaciones modernas. Y es que la división tradicional del trabajo, la burocracia, las estructuras jerárquicas piramidales han dejado de ser herramientas para fomentar la competitividad.

Hoy en día, las prácticas económicas requieren de la producción y servicios de alta calidad, bajo costo y que estén desarrollados en un tiempo récord. Es la metodología que emplean la mayoría de empresas para mantenerse competitivas.

Bajo esta práctica, las personas pueden mejorar sus conocimientos, sus destrezas y habilidades, ya que el producto o el servicio se manufacturan u ofrecen de manera integrada. Si en la cadena laboral más tradicional, las personas trabajaban en una línea de trabajo uniendo unas piezas con otras, en la nueva concepción laboral, en la que se prima el trabajo en equipo, cada persona debe conocer todo el proceso en su totalidad, no solamente una parte. Al aumentar su nivel de destrezas, los empleados pueden adueñarse de todos los aspectos del trabajo. Esto resulta de una habilidad extraordinaria para crear valor.

Los equipos de trabajo han de tener la capacidad de determinar sus metas de producción y nivel de calidad para obtener los resultados esperados. Y deben tener la suficiente autonomía para determinar sus itinerarios de trabajo, y seleccionar y evaluar a los miembros del equipo.

El trabajo en equipo se enfrenta a los siguientes retos:

- Enfrentar problemas u oportunidades que son complejos y en los que nadie, en el plano individual, puede trabajar.
- El trabajo en equipo es la herramienta que permite que los problemas puedan resolverse en un tiempo prudencialmente corto. No hay que olvidar que el tiempo tiene un significado económico.
- Las organizaciones son sistemas abiertos y dinámicos que están en constante interacción con el ambiente. Hay situaciones en las que los problemas se resuelven con facilidad, pero en otras situaciones la solución puede ser más compleja. Por lo tanto se requiere de personas con diversos talentos que puedan identificar los problemas y resolverlos en un tiempo relativamente corto.
- La sociedad moderna se ha acostumbrado al trabajo en modo individual. En trabajo en equipo toma tiempo en asimilarse y, en la medida en que se vayan obteniendo logros conjuntos, las personas se motivan a trabajar unidas. No es cierto que el trabajo en equipo requiera más esfuerzo. Sólo hay que cambiar el modelo mental para lograr la autoeficacia grupal y el nivel de competencia deseado.

- No todos los seres humanos cambian al mismo ritmo. Las personas que han obtenido ciertos éxitos trabajando de manera individual, suelen resistirse más al trabajo en equipo, de igual manera que los que han experimentado ciertos fracasos al trabajar en comunidad. Lo importante es que el líder fortalezca las relaciones entre sus miembros, les dé dirección y un sentido al proyecto que lleven entre manos.

- Los líderes tienen la misión de planificar las tareas de equipo y facilitar los recursos necesarios para lograr las metas propuestas. La sinergia implica unir los talentos, la capacidad y la energía de cada miembro del equipo.

Bibliografía

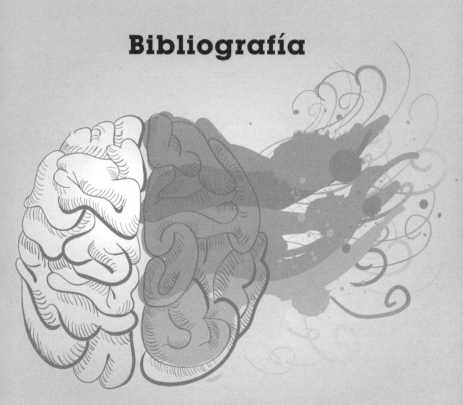

Bisquerra, R. *Educación emocional y bienestar,* Barcelona, Praxis, 2000.

Bisquerra, R. *Educación para la ciudadanía. El enfoque de la educación emocional.* Barcelona, Wolters Kluwer, 2008.

Bisquerra, R. *Psicopedagogía de las emociones,* Madrid, Síntesis, 2009.

Bisquerra, R. (Coord.). *Educación emocional. Propuestas para educadores y familias.* Bilbao, Desclée de Brower, 2011.

Cabero, M. *El coaching emocional,* Barcelona, UOC, 2008.

Conangla, M. M. *Crisis emocionales,* Barcelona, Amat, 2004.

Conangla, M. M. *La inteligencia emocional en situaciones límite,* Barcelona, Amat, 2004.

Conangla, M. M., y Soler, J. *Ecología emocional,* Barcelona, Amat, 2002.

Conangla, M. M., y Soler, J. *Juntos pero no atados. La pareja emocionalmente ecológica,* Barcelona, Amat, 2002.

Csikszentmihalyi, M. Fluir. *Una psicología de la felicidad,* Barcelona, Kairós, 1997.

Goleman, D. *Inteligencia emocional,* Barcelona, Kairós, 1996.

GROP. *Actividades para el desarrollo de la inteligencia emocional en los niños,* Barcelona, Parramón, 2009.

Hué García, C. *Pensamiento emocional,* Zaragoza, Mira Editores, 2007.

Hué García, C. *Bienestar docente y pensamiento emocional,* Madrid, Praxis, 2008.

López González, L. *Relajación en el aula. Recursos para la educación emocional,* Madrid, Wolters Kluwer, 2007.

Redorta, J., et al. *Emoción y conflicto. Aprenda a manejar las emociones,* Barcelona, Paidós, 2006.

Renom, A. *Educación emocional. Programa para la educación primaria,* Barcelona, Wolters Kluwer, 2003.

Soler, J., y Conangla, M. M. *El arte de transformar positivamente las emociones. La ecología emocional,* Barcelona, Amat, 2003.

En la misma colección

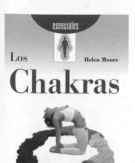

LOS CHAKRAS
Helen Moore
Despierta tu interior y aprovecha al máximo tu sistema energético.

Los Chakras son siete centros energéticos situados en el cuerpo humano. Su conocimiento nos llega a través de la cultura tibetana forjada a través de la experiencia personal de los maestros de Shidda Yoga. La energía del cosmos atraviesa nuestro cuerpo trabajando en esa red de centros energéticos sutiles. Los chakras captan esa energía del ser humano y la hacen circular hacia el macrocosmos. Los chakras nos conectan con nuestro mundo espiritual y de su equilibrio depende en buena medida nuestra salud. De nuestra capacidad para leer las señales de estos centros de energía y rectificar o corregir su trayectoria dependerá que podamos evitar determinados trastornos.

PNL
Clara Redford
Una guía práctica y sencilla para iniciarse en la programación neuroligüística

Con este libro descubrirá las técnicas básicas para comprender y practicar la programación neurolingüística en la vida diaria. La PNL es un método eficaz que trabaja el lenguaje para influir en los procesos cerebrales y una poderosa arma para realizar cambios en la vida, ya que gracias a este método cualquier persona puede desarrollar todas y cada una de las capacidades ocultas. Este libro es una guía práctica para realizar una serie de ejercicios que le servirán para (re)conocerse y poder cambiar así modelos de conducta mental y emocional por otros que le darán una mayor armonía y equilibrio.

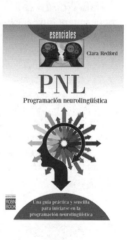

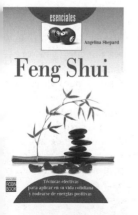

FENG SHUI
Angelina Shepard
Técnicas efectivas para aplicar en su vida cotidiana y rodearse de energías positivas

Feng Shui es una antigua ciencia desarrollada en China que revela cómo equilibrar las energías de un espacio para asegurar la salud y la buena fortuna de las personas que lo habitan. Este libro es una extraordinaria introducción muy práctica y sencilla a las formas de ubicación del Feng Shui. Aprenda a descubrir las técnicas de purificación para transformar su hogar en un espacio sagrado y distribuir los diferentes elementos de la casa para alcanzar el máximo bienestar.

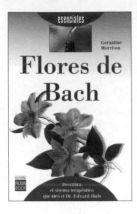

FLORES DE BACH
Geraldine Morrison

¿Sabía que los desequilibrios emocionales pueden tratarse con esencias florales? Son las llamadas Flores de Bach, un conjunto de 38 preparados artesanales elaborados a partir de la decocción o maceración de flores maduras de distintas especies vegetales silvestres. En efecto, emociones y sentimientos como la soledad, la timidez, la angustia, la intolerancia o el miedo pueden combatirse cuando perturban nuestro ritmo diario y trastocan nuestro equilibrio. Este libro reúne los conceptos fundamentales del sistema terapéutico ideado por Edward Bach con la finalidad de que cualquier persona pueda recuperar la armonía del cuerpo y de la mente a favor de un mayor bienestar.

PILATES
Sarah Woodward

Experimenta un nuevo estilo de vida y una nueva manera de pensar con el método Pilates, sin duda algo más que una serie de ejercicios físicos. Tal y como lo define su creador, Joseph Pilates, «es la ciencia y el arte de desarrollar la mente, el cuerpo y el espíritu de una manera coordinada a través de movimientos naturales bajo el estricto control de la voluntad». El método Pilates propone otra forma de realizar el trabajo muscular, dando un mayor protagonismo a la resistencia, la flexibilidad y el control postural. La mayoría de ejercicios se realizan mediante una serie de movimientos suaves y lentos que se consiguen a través del control de la respiración y la correcta alineación del cuerpo.

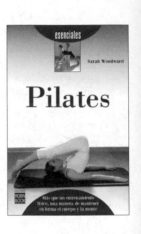

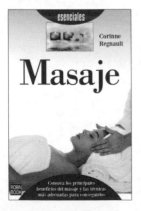

MASAJE
Corinne Regnault

Entre otros beneficios, el masaje facilita la eliminación de toxinas, activa la circulación sanguínea y linfática y mejora el aporte de oxígeno a los tejidos. También es útil para aliviar el estrés y estados de ánimo negativos, pues estimula la producción orgánica de endorfinas. Es, posiblemente, una de las herramientas terapéuticas más antiguas que ha empleado el ser humano para tratar estados de dolor. Y tradicionalmente se ha utilizado para aliviar o hacer desaparecer las contracturas y la tensión muscular. Este libro es un manual de uso básico que repasa los principales métodos utilizados para realizar un buen masaje y explica de manera muy práctica los pasos a seguir para realizarlo.

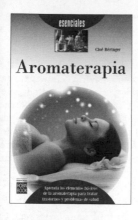

AROMATERAPIA
Cloé Béringer

Este libro es una invitación para adentrarse en el mundo de las esencias naturales que se extraen a través de las plantas. Cuando todo a nuestro alrededor transcurre muy rápido, cuando el entorno se vuelve cada día más exigente, parece obligado tomar un respiro y abandonarse a un tratamiento natural como este para restablecer nuestro equilibrio y armonía. Con la lectura de esta guía el lector conocerá las propiedades (analgésicas, antibióticas, antisépticas, sedantes, expectorantes o diuréticas) de cada una de las diferentes plantas de las que se pueden extraer los aceites esenciales y los beneficios físicos y psicológicos que se pueden derivar.

AYURVEDA
Thérèse Bernard

El método de salud más antiguo del mundo. Así es como se define el ayurveda. Desarrollado en la India hace ya más de 6.000 años, su nombre significa "conocimiento o ciencia de la vida". En efecto, se trata de crear equilibrio y fortalecer al tiempo las capacidades curativas del cuerpo humano. Su modo de abordar la salud desde un punto de vista holístico, esto es, integral, lo convierte en un método diagnóstico que tiene en cuenta todos los aspectos de la vida de una persona. Este libro es una introducción a la ciencia ayurvédica que le ayudará a desarrollar una mayor sensibilidad hacia su cuerpo, entendiendo la enfermedad pero también su origen. De modo que pueda conocer los aspectos físicos, psicológicos y espirituales de cada patología.

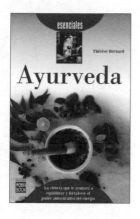

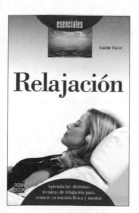

RELAJACIÓN
Lucile Favre

La relajación es un estado natural que nos proporciona un descanso profundo a la vez que regula nuestro metabolismo y nuestra tensión arterial. Pero llegar a ese estado es difícil debido al ritmo de vida al que nos vemos sometidos. Las técnicas de relajación liberan nuestras tensiones, tanto musculares como psíquicas, facilitan el equilibrio y nos proporcionan paz interior. Llegar a ese estado de bienestar y tranquilidad requiere tiempo y una cierta práctica. e ahí que este libro combine la exposición de los principales métodos contrastados para relajarse con una serie de ejercicios muy útiles que pueden conducirte a esa calma tan deseada.

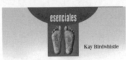
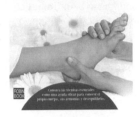

REFLEXOLOGÍA
Kay Birdwhistle

Cuando se tiene una dolencia o se sienten emociones negativas, una opción es sufrirlas y la otra –más inteligente es intentar controlarlas o suprimirlas. La influencia benéfica y relajante de la reflexología está fuera de toda duda. A través del estudio de las plantas de los pies, un terapeuta puede comprobar las conexiones energéticas de cada área de nuestro organismo y, mediante una serie de técnicas, puede fortalecer el sistema inmunológico, reducir el estrés, depurar y drenar toxinas o trabajar las emociones profundas y los miedos.

Este libro brinda la oportunidad de conocer las técnicas esenciales de la reflexología para que todo el mundo las pueda ir incorporando a su vida diaria y sean una ayuda eficaz para conocer el propio cuerpo, sus armonías y sus desequilibrios.

EL YOGA CURATIVO
Iris White y Roger Colson

El yoga es un sistema sumamente eficaz para alcanzar un estado de equilibrio físico y emocional. Su práctica no sólo aporta una evidente mejoría en la capacidad respiratoria sino que además actúa de forma muy favorable sobre los órganos internos. Este libro sintetiza toda la sabiduría y la experiencia de la práctica del yoga curativo o terapéutico en un programa que muestra cómo cada persona puede optimizar la salud y alcanzar la curación.

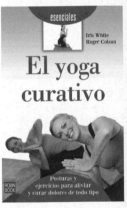

LOS PUNTOS QUE CURAN
Susan Wei
Alivie sus dolores mediante la digitopuntura.

La técnica de la estimulación de los puntos de energía y del sistema de meridianos es tan antigua como la misma humanidad. Se trata de una técnica que recoge la enseñanza de lo mejor de la acupuntura, del shiatsu y de la acupresura para el alivio rápido de diferentes síntomas. Y que en caso de enfermedades crónicas, sirve de complemento a los tratamientos médicos prescritos. Este libro es una guía que indica la situación de cada punto de energía para una práctica regular que devuelva la armonía a la persona y pueda protegerla de algunas enfermedades.

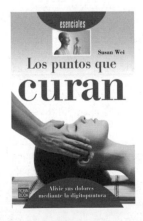

Títulos de la colección Básicos de la salud

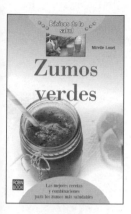

Zumos Verdes
Mirelle Louet

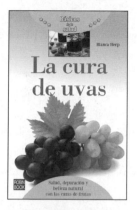

La cura de uvas
Blanca Herp

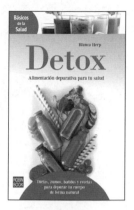

Detox
Blanca Herp

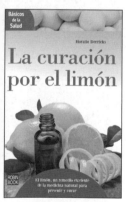

La curación por el limón
Horatio Derricks

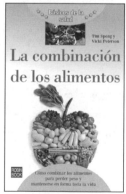

La combinación de los alimentos
Tim Spong y Vicki Peterson

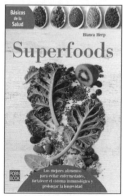

Superfoods
Blanca Herp